KB242324

난치성 눈 질환 한방으로 치료한다

하 미 경 지음

목 차

프롤로그
-한의원에서 눈병을 치료한다고?

제1장　눈의 구조와 시력

1. 눈과 건강　　　　　　　　　　　　　17
2. 눈의 구조　　　　　　　　　　　　　21
　1) 안구　　　　　　　　　　　　　　21
　2) 안부속기　　　　　　　　　　　　32
　3) 시신경　　　　　　　　　　　　　35
3. 눈과 시력　　　　　　　　　　　　　36
　1) 시력이란?　　　　　　　　　　　　36
　2) 시력이상　　　　　　　　　　　　38

제2장　눈 질환에 대한 한의학적 관점과 진단

1. 서양의학에서 병을 진단하는 방법　　44
2. 한의학에서 병을 진단하는 방법　　　48
　1) 사진(四診) : 네가지 방법으로 진찰한다　49
　2) 팔강(八綱) : 여덟가지 기준으로 진단한다　52
3. 눈 질환에 대한 한의학적 관점　　　58
　1) 눈은 전신질환이다　　　　　　　　58
　2) 눈병에는 열증과 허증이 있다　　　59
　3) 눈병은 열을 내리고 간신을 보하는
　　　방법으로 치료한다　　　　　　　65

제3장　다양한 눈 질환들과 치료법

1. 녹내장　　　　　　　　　　　　　　69
　1) 녹내장이란?　　　　　　　　　　　69
　2) 녹내장의 발병요인　　　　　　　　70
　　안압의 상승　　　　　　　　　　　70

기타 74

3) 녹내장의 증상 76

4) 녹내장의 분류 77

5) 녹내장의 진단 기준 82

6) 녹내장의 치료법 84

7) 녹내장의 한의학적 관점과 분류 86

  녹내장의 한의학적 관점 86

  녹내장의 한의학적 분류 86

  − 뇌두풍(雷頭風) 86

  − 동인산대(瞳人散大) 87

  − 청풍내장(靑風內障) 87

  − 녹풍내장(綠風內障) 88

  − 황풍내장(黃風內障) 88

  − 흑풍내장(黑風內障) 89

  − 오풍내장(烏風內障) 89

8) 녹내장의 일반적인 한방 치료법 89

9) 녹내장 예방법 90

2. 망막박리증 94

1) 망막박리증이란? 94

2) 망막박리증의 원인 95

3) 망막박리증의 증상 96

4) 망막박리증의 종류 97

  −열공성 망막박리 97

  −비열공성 망막박리 97

5) 망막박리증과 함께 나타나는 다른 증상 98

6) 망막박리증의 양방적인 진단과 치료법 98

7) 망막박리증의 한의학적 관점 100

8) 망막박리의 일반적인 한의학적 치료법 100

9) 망막박리증의 예방법 101

3. 망막색소변성증 102

1) 망막색소변성증이란? 102

2) 망막색소변성증의 주요 증상 103

3) 망막색소변성의 원인 106

4) 망막색소변성증의 양방적인 진단과 치료법　106

5) 망막색소변성증의 한의학적 관점과 치료법　112

4. 황반변성증　113

1) 황반변성증이란?　113

2) 황반변성증의 원인　114

3) 황반변성증의 증상　114

4) 황반변성증의 종류　116

5) 황반변성증의 양방적인 진단과 치료법　116

6) 황반변성증의 한의학적 관점과 치료법　117

7) 황반변성증의 예방법　118

5. 안구건조증 / 라식후유증　119

1) 안구건조증이란?　119

2) 안구건조증의 원인　120

3) 안구건조증의 증상　121

4) 안구건조증의 진단　121

5) 안구건조증의 원인이 될 수 있는 질환　122

6) 안구건조증과 VAT증후군　123

7) 안구건조증의 양방적인 치료법　124

8) 안구건조증의 한의학적 관점과 치료법　124

9) 안구건조증의 예방법　125

10) 라식 후유증　126

6. 비문증　129

1) 비문증이란?　129

2) 비문증의 원인　129

3) 비문증의 증상　130

4) 비문증의 진단과 치료법　131

5) 비문증의 한의학적 관점　131

6) 비문증의 일반적인 한의학적 치료법　132

7. 소아시력　134

1) 근시　135

2) 원시　138

3) 약시　139

4) 하성한의원의 소아시력 치료법   141

5) 시력개선 운동요법   144

6) 소아시력 개선에 좋은 식이요법과 기능식품   148

7) 꼭 체크해야 할 생활습관   150

제4장   하성한의원의 구체적인 치료법

1. 한약요법(약용차 포함)   153

1) 신음허증에 활용하기 좋은 약용차   154

2) 간화실증에 활용하기 좋은 약용차   154

2. 약침요법   156

1) 약침요법이란?   156

2) 약침의 종류   157

3. 교정요법   158

1) 잘못된 자세와 건강의 상관관계   158

2) 나쁜 자세가 척추에 미치는 영향   160

3) 경추장애를 경계하자   161

4) 경추에 좋은 SCM운동법   163

5) 이런 것이 바른 자세   165

　－ 서 있을 때 바른 자세   165

　－ 의자에 앉았을 때 바른 자세   166

　－ 책상 이용 시 바른 자세   166

　－ 걸을 때 바른 자세   166

6) 만성 눈 질환을 불러오는 턱관절 장애   166

4. 물리치료   170

제5장   각 질환별 치료사례

녹내장   173

1. 시야가 흐려지고 좁아졌던 녹내장   173

　조○○ 님(여, 52세)

2. 20대에 생긴 녹내장   177

　오○○ 님(여, 30세)

3. 급성 녹내장 재발을 막아라   179

김○○ 님(여, 43세)

망막질환

4. 혼자서는 보행조차 불가능해진 망막박리   **183**
송○○ 님(여, 69세)

5. 망막부종으로 시력이 거의 상실되다   **186**
윤○○ 님(여, 82세)

황반변성증

6. 40대에 찾아온 황반변성증   **190**
홍○○ 님(남, 46세)

7. 사물이 토막토막 갈라져 보였던 황반변성증 **193**
노○숙 님(여, 67세)

비문증

8. 검은 물체가 둥둥 떠다니고 불빛이
번쩍거렸던 비문증   **197**
김○옥 님(여, 65세)

9. 비문증으로 괴로운 나날들   **200**
김○자님(여, 57세)

10. 임신 중에 발생한 비문증   **203**
박○기 님(여, 40세)

안구 건조증

11. 라식수술 뒤의 안구건조증   **206**
성○진 님(여, 20세)

12. 10년째 지속돼온 안구건조증   **210**
정○란 님(여, 32세)

소아시력

13. TV를 너무 가까이 보다 생긴 고도근시   **213**
최○○ 군(남, 8세)

14. 나쁜 공부자세로 생겨난 약시 216
김○○ 군(남, 15세)
15. 나쁜 자세로 TV와 컴퓨터를 봐서
생긴 근시 218
노○○ 군(남, 7세)

기타

16. 사물이 두 개로 보이면서 어지럽고 속이
메슥거렸던 복시 222
김○화 님(여, 38세)
17. 완치된 안검경련 225
이○영 님(남, 53세)
18. 정신과 치료까지 권유받았던 안구통증 227
백○한 님(남, 21세)
19. 사물이 또렷하게 보이지 않고 쉽게 피로해졌던
시신경염 231
이○희 님(남, 40세)
20. 신경외과에서 수술을 권했던 안면경련 233
김○모 님(남, 57세)

한의원에서 눈병을 치료한다고?

두 번째로 책을 내게 되었다. 이명, 난청에 대해 다룬 첫 번째 책 〈귀에서 이상한 소리가 나요〉를 출판한 것이 2002년이니, 8년 만에 다시 부족함 많은 책 한 권을 세상에 내놓게 된 셈이다.

첫 번째 책을 쓸 때는 다소 절박한 심정이었다. 나 자신이 직접 돌발성 난청과 이명 증상을 겪으면서 그것이 얼마나 일상의 균열을 가져오고, 그리하여 삶 또한 일그러뜨리는지를 생생하게 경험했던 터였다. 나는 나를 임상실험 삼아 이명, 난청 치료 연구에 매달렸었다. 왼쪽 귀에서 끊임없이 들려오는 바람 소리와 고음의 금속성 소리, 그리고 50, 60dB 수준의 난청의 성에 갇힌 채 한의학적인 방법으로 '난치성 귀 질환'의 치료율을 높이고 치료 기간을 단축시키기 위해 매달렸던 그 시간은 흡사 수도원에서 고된 수련을 하는 수도사들의 수행과도 견줄 만한 시간들이었다.

하지만 나는 그 연구를 통해 한방요법이 이명, 난청, 메니에르와 같은 현대의학으로 치료방법이 없다고 하는 난치성 귀 질환을 치료할 수 있음을 확신하게 되었다. 다른 사람이 아닌 바로 나 자신이 직접 임상실험 대상이 된 것이기 때문에 그 어떤 연구보다 나에게 굳건한 믿음과 강한 자신감을 가져다줄 수 있었다. 그리고 소문을 통해 전국 각지에서 몰려드는 환자를 치료하면서 내 믿음이 틀리지 않았음을 여실하게 증명해주었다. 나는 그 책을 통해 이명, 난청 증상으로 고통 받는 환자들에게 한 줄기 희망의 빛을 제시하고자 했고 그것이 조금이라도 충족이 되면 세상에 대한 한 의사로서의 소임을 다소나마 수행한 것이라 여겼다. 내가 돌발성 난청과 이명을 경험했기 때문에 환자의 마음을 동병상련의 심정으로 이해할 수 있었고, 그들의 절심함의 크기를 짐작 할 수 있었던 것이다. 내가 그 책을 쓴 것은 이미 포기하고 있는 환자들에게 한방치료로 극복 할 수 있다는 것을 알리고 또 내원하지 못하는 환자들에게 조금이라도 한방치료의 정보를 드리고자 책을 내게 된 것이고, 예상외로 많은 독자들에게서 감사의 편지와 메일을 받으면서 내 마음도 따뜻해졌다.

그런데 두 번째 책의 주제를 보고는 의아해할 독자들이 있을 것이다. 양방 의학에서도 가장 공학적인 접근이 요구되는 눈을 한의원에서 본다고?, 흡사 이명 증상이 다시 살아난 것처럼 원고를 쓰는 내내 귓전에 어디선가 그런 외침이 들려오는 것 같았다. 더욱이 독자들 중에는 안경을 맞출 때에도 안경점이 아닌 안과에 가서 정확하게 시력을 측정한 후에야 안경을 맞추는 사람이 있을 것이다. 그렇게 꼼꼼한 독자들이라면 한의사가 안과질환을 전문적으로 다룬다는데 대해 더욱 큰 의혹의 눈빛을 보낼 게 틀림없으리라.

물론 우리 몸에서 눈은 가장 정교하게 분화된 부위 중 하나다.

그렇기 때문에 그 어떤 장기보다도 공학적으로 이해되는 것이 바로 눈이라고 할 수 있다. 쉽게 말해 눈은 청진기로 진단하지 않는 부위다. 시력을 측정하는 것부터 눈은 서양 과학기술의 산물이라 할 수 있는 정밀한 기계를 동원하여 살펴야 한다. 따라서 눈은 독자들의 머릿속에서 어쩐지 한방 의학과는 다소 거리가 멀게 느껴지는 측면이 있는 것이 사실이다.

하지만 한의학의 역사를 살펴보면 왜 한의원에서 눈 질환을 다루는지를 쉽게 이해할 수가 있다. 현존하는 중국 최고(最古)의 의서 황제내경과 한의학의 바이블이라 할 수 있는 허준의 동의보감을 보면 눈 건강의 이치와 눈 질환을 치료하는 방법에 대해 자세히 서술하고 있다. 조선 세종 때 간행되어 허준이 동의보감을 집필할 때 참고하였으며, 일본 의사들이 일부러 조선에까지 와서 그 내용을 보고 돌아갔다는 의방유취도 마찬가지다. 7권에 걸친 안문(眼門)편에 눈 질환을 어떻게 분류하며 각각의 원인과 치료법은 어떤 것인지를 상세히 기술하고 있다.

분명한 차이를 말하자면 질병을 해부학적으로 바라보는 양방 의학과 달리 한의학에서는 눈 질환 또한 전인적인 관점에서 파악한다는 사실이다. 눈 질환은 눈 하나만의 문제에서 비롯되는 것이 아니라 신체 각 장기들의 기능과 유기적으로 또한 전신 근골격계의 구조적인 불균형과 관련을 맺으면서 나타난 결과라는 것이다.

이명, 난청환자만 보기에도 시간이 부족한 내가 눈에 제 2의 사명감을 가지게 된 것은 한 환자와의 만남 때문이었다. 초기에 만성포도막염으로 시작하여 녹내장이 심각하게 진행 되면서, 시신경이 다 죽고 2% 정도만 살아있는 상태로 꼭 고쳐 달라고 내 손을 붙잡고 말하던 진료실에서 만난 환자를 잊을 수가 없다.

5년 전부터 안보이기 시작해서 현재는 혼자서는 일상생활이 불가능하게 거의 아무것도 보이지 않는다고 했다. 바람개비가 최고의 속도로 돌아가는 것처럼 눈앞은 현란하게 어지럽고, 형태도, 색깔도 전혀 구분하지 못했다. 그러나 하루 중 유일하게 보일 때가 있다고 했다. 해가 지기 직전과 해가 뜨기 직전, 10분 정도 손가락의 위치에 초점을 잘 맞추면 다섯 손가락의 형상이 흐릿하게 보이는 시간이라고 한다. 하루 중 그 시간이 제일 행복하다고 했다.

그런데 몇 달 전, 마당에 앉아있는데 앞에 있는 화분에 초록빛깔의 줄기가 선명하게 눈에 들어왔다고 한다. 너무나 황홀해서 그날 잠을 잘 수 없었다고 했다. 그날 이후 한 달 내내 그 시간에, 그 장소에 아무리 앉아있어도 그 화분을 다시 보이지 않았다고 했다. 그 이후 혹시나 하는 기대감으로 병원을 알아보던 중 지인을 통해 본원으로 온 것이다. 하지만 환자 상태는 이미 시신경이 거의 손상되어 한방적으로도 치료가 불가능했다. 차마 그 환자 앞에서 회복하기 힘들다는 얘기를 할 수가 없었다. 몇 년 만 더 일찍 한의원을 찾았으면 아름다운 자연과 세상을 조금 더 오래 보여드릴 수 있었을 텐데 너무 마음이 아팠다. 그 환자에게 그 화분을 꼭 다시 보여드리고 싶었다. 그날 이후, 귀에 매진했던 것처럼, 눈도 연구하기 시작했고 나름 많은 녹내장, 망막질환, 황반 변성, 소아시력 등의 난치성 눈 질환을 성공적으로 치료하게 되면서 이렇게 책까지 쓰게 된 것이다.

남들에게는 너무나 당연히 누리는 권리이지만 누군가에게는 너무나 간절히 원하는 것이 될 수도 있다. 그들이 환자라면 나는 난치질환을 연구하는 한 사람의 한의사로서 그 누군가에게 제2의 눈이 되어드리고 싶었다. 그래서 잠을 줄이고, 식사시간을 단축해서라도 귀와 눈까지 난치질환을 극복해내기로 한 것이다.

눈 질환 중에서도 내가 특히 더 관심을 기울였던 부분은 어른들은 시력상실을 예고한 녹내장과 망막 질환이고, 어린이들의 시력저하를 나타내는 고도근시와 약시는 난치성 눈질환의 근본원인의 하나로 작용될 수 있어서 소아시력까지 관심을 갖게 되었다. 그 환자들을 치료하는 과정을 통해 나는 한방요법이 난치성 눈 질환 치료에도 매우 유효하다는 것을 확인 할 수 있었다. 안과로부터 재수술을 받지 않으면 실명할 수도 있다는 경고를 받았던 어느 녹내장 환자, 망막 유착 수술을 3차례나 받고 나서도 시야가 좁아지고 눈앞이 뿌옇게 보이는 증상이 사라지지 않아 고통을 받고 있던 어느 망막 박리증 환자 등 수많은 환자들에게 나는 전인적 치료를 실시하였고, 또한 시력의 회복이나 더 이상의 병의 진행을 막는데 한방치료가 큰 역할을 한다는 사실을 거듭 확인하게 되었다.

나는 이 책에서 그러한 사실을 가감 없이 담으려 노력했다. 그를 통해 난치성 눈 질환을 앓고 있는 환자들에게 작은 희망의 불꽃을 보여줄 수 있다면 더 바랄 것이 없을 듯하다.

아직도 한의원에서 눈도 보냐고 놀라는 독자들이 있다면 나는 이렇게 대답하고 싶다. 그렇다. 한의원에서는 눈도 본다. 그리고 한방요법은 난치성 눈 질환의 치료에 많은 기여를 한다고 당당히 말할 수 있다.

이 책이 나오기까지 많은 사람들의 도움이 있었다. 특히 귀한 시

간을 쪼개 자료정리와 조언을 아끼지 않았던 김연화 선생님과 난
치성 귀 질환에 이어 눈 질환 책까지 낼 수 있도록 도와준 유나미
디어 최두삼 대표님에게는 원고를 제때 드리지 못해 마음고생을
시켜드린 송구스러운 마음과 가슴으로부터 우러나오는 감사의 인
사를 전하는 바이다. 또한 도서관이나 서재에서, 늦은 시간 원고
를 붙들고 꾸벅거리며 졸고 있던 엄마를 보고 "엄마 진맥하실 때
나 침놓으실 때도 꾸벅꾸벅 조시는 것 아니에요?" 하며 놀리던 막
내 딸 송희와 늘 부족한 엄마 손길에도 훌륭하게 성장해준 사랑하
는 두 아들, 그리고 언제나 든든한 지원자인 남편에게도 다시 한
번 애정과 고마움의 포옹을 전하는 바이다.

2010년 초여름

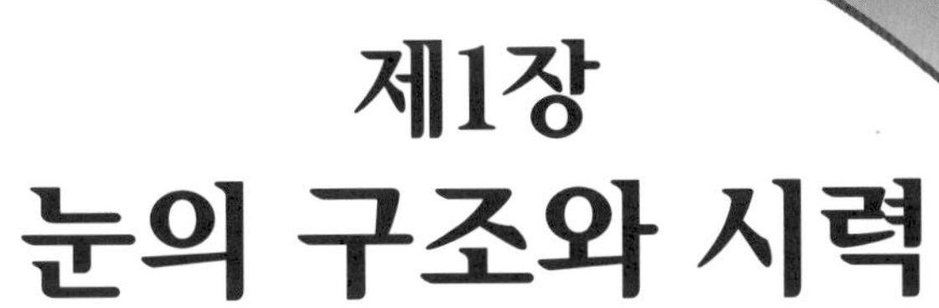

제1장
눈의 구조와 시력

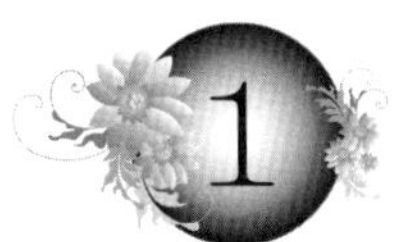

눈과 건강

　'몸이 천 냥이면 눈은 구백 냥' 이라는 말이 있다. 우리 몸에서 어느 것 하나 소중하지 않은 기관, 조직, 구조물이 없으나 그 중에 가장 소중한 것은 눈이라는 말이다.

　물론 천 냥인 몸에서 눈이 구백 냥씩이나 자리를 차지하는 이유는 무엇보다 눈이 보는 역할을 하는 감각기관이기 때문이다. 우리가 사물을 보는 것은 단순히 그 사물이 거기 있다는 사실을 확인하는 행위가 아니다. 거기에는 세계와 인간, 더 나아가 우주에 대한 이해가 깔려 있다. 보지 않고 우리가 어떻게 이 세상을 이해하고 누군가를 깊이 이해하게 될 것인가.

　영어에서 "I see.(아이 시)"라는 문장의 뜻을 한번 생각해보자. 저 문장은 사실 저렇게 밋밋하게 보다는 "Oh, I see!"처럼 영탄법으로 많이 쓰인다. 왜냐하면 저 문장은 '나는 본다' 의 뜻이 아니라 기존에 몰랐던 사실을 새로 알게 됐을 때 쓰는 표현이기 때문이다.

　따라서 어떤 사람은 '아는 만큼 보인다' 고 했지만 사실은 '보는 만큼 안다' 는 말이 더 먼저 존재한다고 해도 억지는 아니지 않을까.

　그런데 천 냥인 우리 몸에서 눈이 무려 구백 냥이라는 지위를 차지하게 된 데에는 다른 이유가 또 있다. 눈은 우리 몸의 건강상태를 드러내 주는 진단지표가 되기도 한다.

눈에는 오장육부의 정기가 나타난다

바로 《동의보감》에 나와 있는 말이다. 눈과 관련된 내용은 [외형편(外形篇)]의 〈안문(眼門)〉에 속해 있다. 위에서 인용한 구절은 〈안문(眼門)〉에서도 첫머리에 등장하는 구절이다.

그렇다면 저 구절의 뜻은 무엇일까. 말 그대로 우리 눈에는 오장육부의 건강상태가 드러나 있어서 눈을 보면 오장은 물론 우리 몸 전반의 건강상태를 가늠할 수 있다는 뜻이다.

《동의보감》에서는 오장육부의 정기가 다 눈으로 올라가 눈을 이루고 있다고 한다. 뼈의 정기는 동자(瞳子)가 되고 근(筋)의 정기는 검은자위(黑眼)가 되며, 혈의 정기는 눈주위로 얽히고 기의 정기는 흰자위(白眼)가 된다는 것이다.

또한 오장육부와 모든 경락, 다시 말해 12경맥과 365락(絡)의 혈기는 비토(脾土)에서 받아들인 뒤 눈으로 올려보내어 눈을 밝게 한다고 되어 있다. 비토란 비장(지라 또는 췌장)을 뜻하는 말인데, 비장을 오행에 견주면 토(土)에 해당되기 때문에 비토라 부르는 것이다.

비토에서 혈기를 받아 눈으로 올라간 오장(간장, 심장, 폐장, 비장, 신장)은 그리하여 눈의 각 부위과 깊은 관련을 맺게 된다. 폐는 흰자위에 속하게 되며 간은 검은자위에, 비장은 눈꺼풀에, 신장은 동자에, 심장은 눈의 내자와 외자에 속하게 된다. 여기서 눈의 내자란 눈의 안쪽 끝, 눈꺼풀의 위아래가 만나는 부분을 말하고 외자란 눈의 바깥쪽 끝, 역시 눈꺼풀의 위아래가 만나는 지점을 가리킨다.

한 가지 더 첨언을 하자면, 오장 중에서도 눈과 가장 긴밀히 연결되어 있고 그 상태가 눈에 가장 잘 나타나는 것은 간이다. 《동의보감》에는 '눈은 간의 구멍이다' 라고 기술되어 있는 바, 눈은 마음의 창일 뿐만 아니라 간의 상태를 명확하게 드러내 주는 창이라는 뜻이다. 그래서 간이 안 좋으면 그 징표가 눈에 드러나며 간이 튼튼하면 눈이 좋아지게 된다.

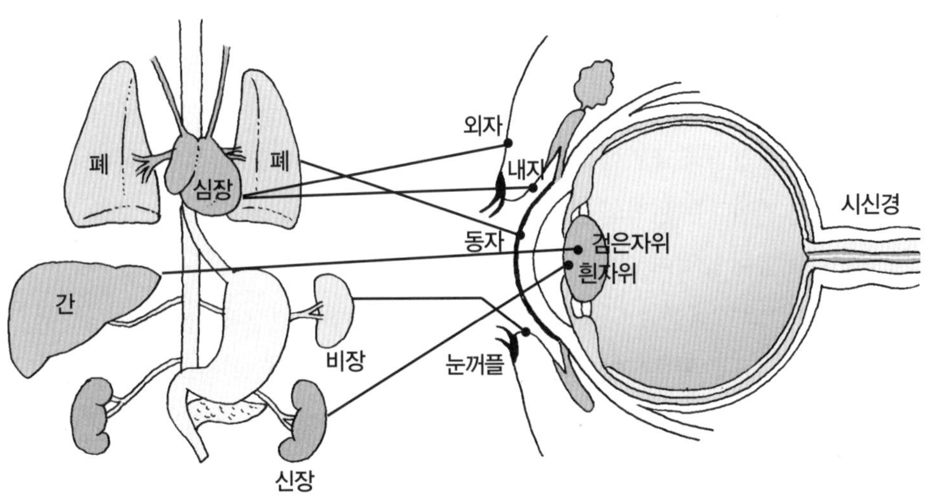

오장과 눈 각 부위의 상관관계

그러므로 어떻게 되겠는가. 오장이 튼튼하면 눈도 튼튼할 것이요, 거꾸로 눈을 잘 살피면 오장의 상태와 우리 몸의 건강상태가 어떠한지를 측정할 수 있게 되는 것이다. 그래서 질병을 전인적인 관점에서 파악하는 한의학은 예전부터 눈 질환을 살필 때에도 눈만 보는 것이 아니라 신체의 다른 장기 및 조직들과 연계해 살피고 치료해 왔다.

그런데 눈을 보고 전신의 질환을 가늠하는 것은 양방 의학에서도
마찬가지다. 앞서 말했듯이 눈은 뇌의 일부이기 때문에 뇌 질환이
발생했을 때 눈에 그 징표가 나타날 수밖에 없다. 또한 고혈압이나
당뇨 같은 만성질환도 안구에 분포하는 혈관의 변화를 통해 가늠해
볼 수 있다. 따라서 그 질환들을 진단할 때는 눈을 들여다보고 질환
의 유무와 진행 정도를 가늠하곤 한다.

뿐만 아니라 아예 눈을 가장 중요한 진단 도구로 이용하는 진단
법도 있다. 홍채진단법이라 불리는 진단법이 바로 그것인데, 우리
눈에서 홍채는 그 안에 수십만 가닥의 신경말단과 모세혈관·근섬
유 조직을 가지고 있을 뿐만 아니라 뇌와 신경계를 통하여 신체의
모든 장기와 조직에 연결되어 있다. 다시 말해 홍채에는 우리 몸에
서 일어나는 변화의 정보들이 다 몰려들고 그것을 예민하게 캐치할
수 있는 능력이 있다고 할 수 있는 것이다.

그렇듯 눈은 한방 의학과 양방 의학을 통틀어 건강상태를 측정하
는 지표로 활용된다. 눈은 마음의 창이자 동시에 우리 몸의 건강상
태를 보여주는 건강의 창이기도 하기 때문이다. 그런 까닭에 천 냥
인 우리 몸에서 눈이 무려 구백 냥이나 되는 지위를 차지한 것도 결
코 무리는 아닌 것이다.

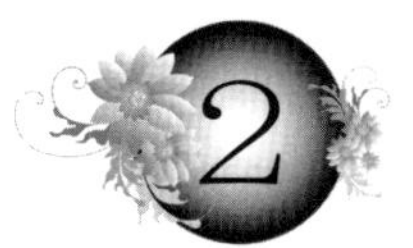

눈의 구조

  우리의 눈은 세상 그 무엇과 비교해도 뒤떨어지지 않을 만큼 아주 정교하게 분화된 장기다. 하지만 그 구조를 찬찬히 뜯어보면 우리의 눈은 크게 세 영역으로 나뉘어 있음을 알 수 있다. 안구와 시신경, 부속기가 바로 그것이다. 우리가 '눈'이라고 할 때는 전체 크기에서 약 1/6 정도만 드러나 있는 안구의 앞부분만 가리키지만, 의학적으로는 그 세 가지 영역을 통틀어 '눈'이라고 한다.

  이제부터 그 내용들을 자세히 살펴보자.

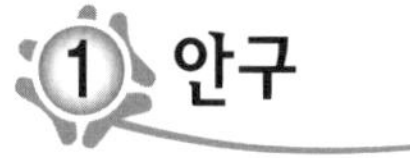

1 안구

  안구는 우리가 흔히 '눈알'이라고 부르는 부위로 지름이 약 2.4cm 정도인 공 모양으로 생겼다. 말하자면 안구는 공에 비유할 수 있는데, 속이 채워진 공과 같다고 할 수 있다.

  공의 껍데기에 해당되는 부분은 안구벽이라 하며 외막, 중막, 내막이라는 세 겹의 막으로 이루어져 있다. 그 중 외막은 안구벽에서 가장 바깥층을 이루는 막으로 섬유 성분으로 되어 있어서 일명 섬유막이라고도 한다. 외막의 앞쪽 1/6은 각막이, 나머지 부분은 공막이 차지하고 있다. 안구벽의 중간층을 이루는 중간막에는 혈관과 멜라닌색소가 많이 분포하고 있다. 그래서 일명 혈관막 혹은 포도막이라고도 한다. 안구벽의 가장 안쪽에 위치한 내막은 시신경이 분포하고 있는 아주 섬세한 부분인데, 신경이 분포하고 있는 탓에 일명 신경막이라고도 불린다.

그러면 공의 내부에는 뭐가 있을까. 그곳은 빛의 초점을 맞추는 수정체와 안구를 항상 공 모양으로 유지시켜 주는 유리체, 안압과 밀접한 관계가 있는 방수로 채워져 있다.

위 내용을 간략히 도표화하자면 다음과 같다.

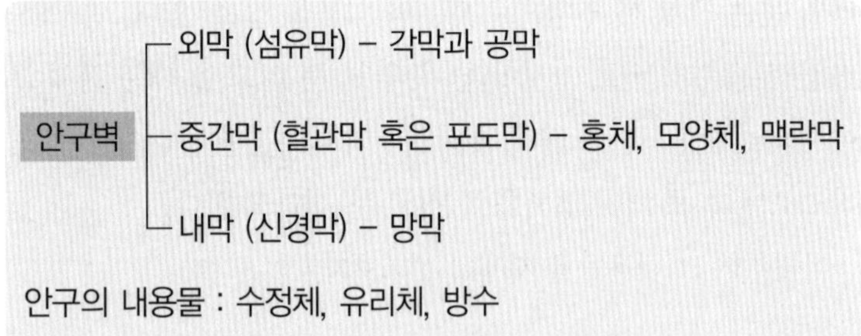

그리고 구체적인 내용은 다음과 같다.

각막

각막은 외막에서 눈동자에 해당하는 부분으로, 안구에서 제일 먼저 빛을 받아들인다. (눈동자는 그저 '동자(瞳子)'라고 해야겠지만 이해를 돕기 위해 동자보다 자주 쓰는 말인 눈동자로 사용하기로 한다)

각막은 빛을 받아들여야 하기 때문에 투명할 뿐만 아니라 혈관이 없다. 혈관이 있으면 빛을 통과시키는데 방해를 받게 된다. 그래서 각막은 투명한 무혈관 조직으로 되어 있다.

그리고 빛은 각막을 통해 들어올 때 한 번 굴절이 된다. 빛의 굴절은 쉽게 말해 빛이 방향을 바꾸는 것이라고 생각하면 된다. 빛은 각막에서 한 번, 수정체에서 다시 한 번 굴절을 하면서 정확히 망막을 향해 모아진다.

따라서 각막이나 수정체의 굴절력에 문제가 생기면 빛이 모아지는 초점이 정확히 망막에 맞춰지지 않는다. 다시 말해 망막 앞에 초점이 생기든가 망막 뒤에 초점이 생기게 되는 것이다. 망막 앞에 초점이 생기는 경우를 근시라 하고 망막 뒤에 초점이 생기는 경우를 원시라 하는데, 모두 굴절에 문제가 있어서 나타나는 현상이기 때문에 통틀어서 '굴절이상' 이라 부른다.

그런데 굴절이상은 굴절력에 문제가 있을 때만 나타나는 현상이 아니다. 공의 지름에 해당하는 안구의 축이 지나치게 길거나 짧을 때에도 굴절이상이 나타난다. 예를 들어 극장의 영상기사는 제대로 필름을 틀었는데 스크린이 움직여서 원래 자리보다 뒤로 물러났다고 생각해 보자. 그러면 영화는 올바르게 스크린 위에 투사될 수가 없게 된다. 스크린이 원래 자리보다 앞으로 움직였을 때도 마찬가지다.

그런 것처럼 안축의 길이가 정상보다 길 경우(스크린이 뒤로 물러나 있는 경우) 각막과 수정체가 제대로 빛을 굴절시켜도 그 초점은 망막 앞에 생길 수밖에 없다. 즉, 근시가 나타나게 되는 것이다. 반대로 안축의 길이가 정상보다 짧을 경우에는(스크린이 원래 자리보다 앞에 설치된 경우) 굴절이 제대로 이루어졌어도 초점은 망막 뒤에 생길 수밖에 없다. 다시 말해 원시가 나타나게 되는 것이다.

근래에 많이 받는 라식이나 라섹 같은 시력교정수술은 바로 그 안축의 길이를 조정하여 굴절이상을 바로잡는 수술이다. 근시는 굴절력의 문제보다는 안축의 길이가 너무 길어서 나타나는 경우가 많다. 그렇기 때문에 안구벽 가장 바깥에 있는 각막을 얇게 깎아 내어 안축의 길이를 정상으로 만들어줌으로써 빛의 초점이 정확히 망막에 맞춰지도록 유도하는 것이다.

공막

안구벽의 외막에서 흰자위에 해당되는 부분이다. 즉 안구벽 가장 바깥에 있는 막에서 눈동자에 해당하는 부분만 떼어내 각막이라 부르고 나머지 대부분, 흰자위에 해당하는 부분은 공막이라 부르는 것이다.

공막은 흰색이지만 불투명하며 아주 강하고 질긴 조직이다. 그래서 안구벽 가장 바깥에서 안구를 보호하는 역할을 한다.

홍채

사물의 상은 빛이 적절한 양일 때 제대로 맺힐 수가 있다. 주위가 어두워도 우리는 사물을 볼 수 없지만 빛이 지나치게 밝아도 눈이 부셔서 우리는 사물을 제대로 볼 수가 없다. 그리하여 각막을 통과한 빛은 일단 적절한 양으로 조절이 되어야 한다. 안구에서 그렇게 카메라의 조리개처럼 빛의 양을 조절하는 역할을 담당한 부분이 바로 홍채다.

안구에서 흔히 애기동자라 불리는 눈동자를 보면 가운데 짙은 색깔의 동그란 부분이 있고 그 주위를 도넛 모양으로 둘러싸고 있는 부분이 있다. 우리나라 사람들의 눈을 예로 들자면 가운데 아주 검은 동그란 원 같은 게 있고 그 주위에 그보다는 덜 검은, 약간 갈색 빛깔의 고리가 있는 것이다. 아주 검은 부분은 사실 뻥 뚫려 있는 구멍이다. 그래서 이름도 '구멍 공' 자를 써서 동공(瞳孔)이라고 한다. 그리고 그 주위의 갈색 빛깔의 고리가 바로 홍채로, 각막 바로 다음에 위치하고 있다.

각막을 통해 들어온 빛은 눈동자 가운데에 뚫려 있는 구멍, 동공을 통해 안구 내부로 들어간다. 그때 홍채는 들어온 빛의 양에 따라 확대와 수축을 하는데, 빛의 양이 많으면 수축하여 동공을 작게 만들고 빛의 양이 적으면 확대하여 동공을 크게 만든다. 그렇게 해서 동공 안으로 들어가는 빛의 양을 적절하게 조절하는 것이다.

참고로 빛의 양에 따라 동공의 크기가 변하는 현상을 '동공반사'라 하는데, 의식을 잃은 환자가 있을 경우 눈에 플래시를 비추는 이유가 바로 동공반사 여부를 확인하기 위해서다. 동공반사를 나타내 보이면 아직은 의식이 있다는 뜻이고 동공반사를 나타내지 않으면 의식을 완전히 잃었다는 뜻이 되므로 일단은 밝은 빛을 동공에 쏘아 비춰보는 것이다.

또한 홍채는 눈동자의 색깔을 결정짓는 역할을 맡기도 한다. '바둑알처럼 까만 눈동자', '사파이어처럼 파랗게 반짝이는 파란 눈동자', '그 깊이를 알 수 없는 회색 눈동자' 등은 다 문학작품에 나오는 표현들인데 사실은 다 홍채의 색깔을 가리키는 것이다.

홍채의 색은 사람과 인종에 따라 차이가 나는데 그 이유는 홍채 안에 있는 멜라닌 색소의 양이 사람과 인종마다 다르기 때문이다. 홍채에 멜라닌 색소가 많을수록 검은색 계통의 눈동자가 되고 적을수록 색깔이 점점 옅어진다. 그러므로 '사파이어처럼 파랗게 반짝이는 파란 눈동자'는 홍채 안에 멜라닌 색소가 그만큼 적게 함유돼 있다는 뜻이다.

멜라닌 색소는 태양광선에 아주 민감하게 반응하는 특징을 지니고 있다. 백인들이 흑인이나 동양인보다 피부암에 잘 걸리는 까닭도 그 때문이다. 피부도 홍채와 마찬가지로 그 안에 멜라닌 색소를 많이 가지고 있을수록 어두운 빛깔이 되고 적게 가지고 있을수록 하얀 빛깔이 된다. 따라서 백인들은 피부 속에 멜라닌 색소를 그리 많이 가지고 있지 못한 탓에 태양광선을 오랫동안 쪼이면 피부가 심하게 자극을 받게 된다.

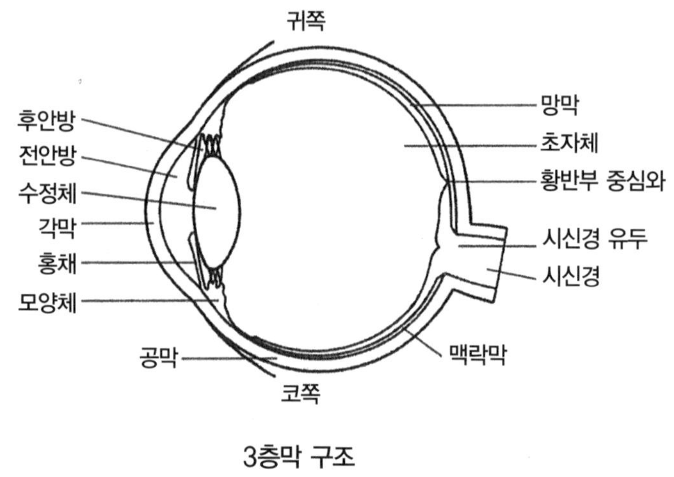

3층막 구조

백인들이 선글라스를 애용하는 까닭도 마찬가지. 홍채 안의 멜라닌 색소가 부족하여 태양광선을 쪼이면 눈에 가해지는 자극이 그만큼 커지기 때문에 선글라스로 눈을 보호할 수밖에 없는 것이다.

그런데 홍채는 눈동자의 색깔을 결정짓기만 할 뿐 아니라 그 안에 사람마다 각기 다른 고유의 무늬도 가지고 있다. 최근 들어 홍채인식이라는 인증체계가 점점 확산되고 있는데 홍채인식에서 보안 시스템이 인식하는 것은 바로 그 홍채의 무늬다. 홍채의 무늬는 지문보다 더 다양한 패턴을 가지고 있어서 지문을 이용한 본인확인보다 더 정확성을 보장할 수 있는 것이다.

수정체

빛은 각막과 홍채를 통과해 동공이라는 구멍으로 들어가면 수정체에 다다르게 된다. 홍채 바로 뒤에 자리 잡고 있는 수정체는 카메라에 비교하자면 렌즈에 해당되는 부분으로, 빛을 두 번째로 굴절시켜 초점을 맞추는 역할을 한다.

수정체는 말랑말랑하고 투명한 조직이며 탄성이 뛰어나다. 그래서 수정체는 쉽게 모양을 변화시킬 수 있다. 특히 사물과의 거리에 따라 그 두께가 달라지는데, 거리가 가까우면 수정체의 두께가 두꺼워지고 거리가 멀면 두께가 얇아진다. 수정체의 두께는 굴절력과 밀접한 연관이 있다. 두께가 두꺼우면 굴절력도 커져서 빛의 초점을 빨리 맞출 수가 있다. 우리가 가까운 거리의 사물을 빨리, 그리고 정확히 볼 수 있는 이유는 사물과 가까운 거리일 때 수정체의 두께가 두꺼워서 그만큼 빛의 초점을 빨리, 정확하게 맞출 수 있기 때문이다. 반대로 먼 거리의 사물을 보는 데 시간이 걸리고 그 사물의 모양도 정확히 보이지 않는 까닭은 수정체의 두께가 얇아져 굴절력, 즉 빛의 초점을 맞추는 힘이 약해졌기 때문이다. 그래서 초점을 맞추는 데도 시간이 걸리고 그 맞춘 초점도 정확하지가 않게 되는 것이다.

나이가 들면 신체의 다른 장기와 조직들처럼 수정체도 노화한다. 원래는 유연했던 수정체가 나이가 들면서 점점 탄성이 떨어지는 것으로 변하는 것이다. 수정체의 탄성이 떨어지면 두께를 조절하는 조절력도 떨어질 수밖에 없다. 그래서 거리에 따른 초점 맞추기가 잘 되지 않는데, 그러한 증상이 바로 노안이다.

또한 노화나 자외선 등의 원인으로 인해 수정체의 색이 혼탁해지는 경우가 있다. 그러면 안개가 낀 것처럼 앞이 뿌옇고 시야가 흐려지다가 점점 앞을 볼 수 없게 되는데, 그처럼 수정체의 혼탁으로 시력장애가 나타는 질환을 일컬어 백내장이라고 한다.

모양체

수정체를 고리 모양으로 둘러싸고 있는 중간막의 일부다. 혈관과 멜라닌색소가 많이 분포하고 있어서 혈관막이나 포도막이라고도 불리는 중간막은 홍채 · 모양체 · 맥락막으로 이루어져 있는데 앞쪽에는 홍채와 모양체가, 뒤쪽에는 맥락막이 자리 잡고 있는 것이다.

모양체는 수정체를 그냥 단순하게 둘러싸고만 있는 것이 아니다. 모양체에는 모양체근이라고 불리는 근육이 있다. 이 근육은 항문의 괄약근처럼 이완과 수축을 하는 데 매우 뛰어난 기능을 가지고 있다. 모양체는 모양체근의 그러한 기능을 이용해 실질적으로 수정체의 두께를 조절하는 역할을 한다.

모양체와 수정체는 진대라고 하는 띠에 의해 연결되어 있다. 그래서 모양체에 있는 모양체근이 사물과의 거리에 따라 이완과 수축을 하면 그에 맞춰 진대도 수정체를 팽팽하게 잡아당기거나 느슨하게 풀어주게 된다. 바로 그러한 작용을 통해 모양체는 수정체의 두께를 두껍게도 만들고 얇게도 만드는 것이다.

맥락막

안구에서 암실과 같은 역할을 하는 곳이다. 다 알다시피 암실 내부는 어둡다. 빛은 산란하는 속성이 있기 때문에 주위가 밝으면 분산되어 버린다. 그래서 밝은 암실에서 사진을 현상하면 사진이 제대로 나오지 않고 뿌연 화면으로 가득찬, 일명 '빛 들어간 사진'이 나오는 것이다.

맥락막은 안구의 뒤쪽에 위치해 있다. 거기서 맥락막은 외부에서 들어오는 빛을 차단하여 수정체에서 굴절한 빛이 분산하지 않도록 한다.

망막

망막은 카메라의 필름처럼 최종적으로 상이 맺히는 곳이다. 안구에서 가장 안쪽에 자리 잡고 있으며 얇고 투명하다. 망막에는 빛에 의한 자극을 받아들이는 시세포가 분포하고 있는데, 망막에 상이 맺히는 까닭은 바로 그 때문이라고 할 수 있다.

빛은 일종의 자극이다. 그리고 '상이 맺히다'는 그 자극을 수용했다는 뜻이나 다름없다. 엄밀히 말하자면 안구의 다른 부분들은 그 자극이 통과하는 통로이고 시세포만이 그 자극을 흡수한다는 말이다. 그런 까닭에 시세포가 분포하고 있는 망막에 사물의 상이 맺히게 되는 것이다.

그런데 망막에 상이 맺힐 때는 위아래가 거꾸로 된 상이 맺힌다. 일명 도립상이라 불리는 그 상은, 사람으로 치자면 발이 위에 올라가 있고 머리가 아래로 내려와 있는 셈이다. 그런데도 우리는 사물을 볼 때 위아래가 바뀌지 않은 올바른 모습을 보게 된다. 대체 어떻게 된 영문일까.

그 이유는 시력이 성립하는 일은 망막에 상이 맺히는 단계로 완료되는 게 아니기 때문이다. 시세포는 시신경과 연결되어 있다. 따라서 시세포가 빛에 의한 자극을 흡수하면 그 사실이 곧바로 시신경에 전달된다. 그러면 그 정보가 시신경을 타고 대뇌로 전해지는데, 바로 그때 대뇌에서 사물의 상이 거꾸로 되어 있다는 사실을 아는 것이다. 그리하여 우리가 사물의 상을 인지할 때는 위아래가 바뀌지 않은 올바른 모습으로 인지할 수 있게 된다.

망막(10개의 층)의 가장 깊은 층에 자리하고 있는 시세포는 원추세포와 간상세포로 다시 나뉜다. 원추세포는 망막의 황반에 많이 분포하고 있고 색을 인지하는 역할을 한다. 황반은 망막 가운데에 자리 잡고 있는 부위로서 중심시력을 맡는 중요한 곳이다. 그에 비해 간상세포는 망막 주변부에 주로 분포하면서 형태와 명암을 인지하는 역할을 한다. 따라서 색맹은 원추세포에 이상이 있을 때 나타나며 야맹증은 간상세포에 이상이 있을 때 나타난다.

참고로 흔히 투우 경기에서 투우사가 붉은색 천을 사용하는 것은 소를 흥분시키기 위한 조치로 알려져 있지만, 사실은 그렇지 않다. 일부 영장류를 제외하면 포유류의 대부분은 색을 제대로 구분하지 못한다. 따라서 투우사가 붉은색 천을 사용하는 것은 오히려 관중들을 흥분시키기 위한 수단일 뿐이라고 할 수 있다. 소를 흥분시키려면 검은색이나 회색 천을 가지고서도 그 천을 '흔들기만' 하면 그만이기 때문이다.

유리체

안구 대부분을 채우고 있는 내용물이다. 수정체와 망막 사이에 자리 잡고 있으며 무색투명한 젤(gel) 타입의 조직이다.

유리체의 주요 역할은 빛을 통과시키고 안구의 형태를 유지해 주는 것이다. 만일 유리체가 없다면 안구는 바람 빠진 축구공처럼 푹 쪼그러진 모양이 된다. 성분의 99%는 물이며, 지속적으로 생성되는 방수와 달리 유리체는 태어날 때 한 번 생성되는 것으로 끝이다.

눈앞에 날파리나 모기 같은 것이 날아다니는 듯한 현상이 나타나는 비문증(날파리증)은 이 유리체와 관계가 깊다. 원래 투명한 유리체가 혼탁해지면 혼탁물의 그림자가 망막에 비치게 된다. 그래서 실제로는 없는 날파리나 모기 같은 게 날아다니는 듯한 내시(內視) 현상이 나타나는 것이다.

방수

안구의 내용물 중 하나로, 눈의 형태를 유지하며 각막과 유리체에 영양을 공급한다. 물 타입의 투명한 액이어서 방수라는 명칭이 붙었다. 방수는 한 번 그 역할이 끝나면 방수배출구를 통해 빠져나가고 원래 있던 자리에는 새로 생성된 방수가 들어차게 된다. 방수는 평생 동안 그렇게 지속적으로 '생성-유출'의 과정을 겪는다.

방수가 생성되는 곳은 모양체이며 빠져나가는 곳은 우각이다. 우각은 홍채와 각막이 만날 때 이루는 각을 일컫는데, 방수는 우각을 통해 빠져나간 뒤 모양체의 정맥으로 흘러들어간다. 그런데 만일 그 우각이 막혀 있다면 어떻게 될까. 당연히 방수는 빠져나갈 수가 없게 된다. 그러면 안압이 높아져 녹내장과 같은 질환이 초래되기도 한다.

안구 내부에는 안구의 모양을 유지하기 위한 압력이 필요하다. 그 압력이 바로 안압인데, 안압은 항상 일정해야만 한다. 그래야 안구의 모양이 늘 같은 형태로 유지될 수 있기 때문이다. 그런데 안압이 언제나 일정한 값을 유지할 수 있는 까닭은 방수가 지속적으로 생성되었다가 유출구를 통해 빠져나가는 덕분이다. 다시 말해 방수의 생성과 배출은 언제나 일정한 비율을 기록함으로써 안압이 일정하게 유지될 수 있는 것이다. 그런데 방수가 성공적으로 빠져나가지 못하면 그 균형이 깨져 안압이 상승하는 결과가 초래된다.

안압이 상승하면 시신경이 눌리게 된다. 그리하여 시력장애가 일어나다가 심한 경우 실명까지도 가져오는 질환이 바로 녹내장이다. 녹내장의 원인은 아직까지 '이거다' 하고 속 시원하게 밝혀진 바가 없다. 하지만 가장 전형적인 녹내장은 안압의 상승으로 인한 시신경 손상 때문에 일어난다는 게 일반적인 견해다.

② 안부속기

안와

안구는 두개골에 위치하고 있다. 한번 해골의 모습을 떠올려 보자. 그러면 거기에는 몇 개의 구멍이 뚫려 있을 것이다. 안와는 그 구멍들 중에서 우리가 흔히 눈이라고 부르는 기관이 자리하고 있는 위치에 뚫려 있는 구멍을 가리킨다.

그렇다면 그 구멍에는 뭐가 들어갈까. 바로 안구가 들어간다. 그래서 '안구가 거하는 집 혹은 굴'이라는 뜻으로 '안와'라는 명칭이 붙었다.

척추에는 뼈마디마다 디스크(추간판)가 잡리 잡고 있다. 디스크는 거기에서 척추에 충격에 가해져도 뼈와 뼈가 서로 직접적으로 부딪치지 않도록 완충지대 역할을 한다. 그런 것처럼 안구와 안와 사이에도 지방이 자리 잡고 있다. 그래서 안구가 안와, 즉 두개골과 직접적으로 부딪치지 않도록 중간에서 완충지대 노릇을 한다.

결막 ●━━━━━

안구와 안검(눈꺼풀)을 결합하는 점막으로, 눈물의 성분인 점액을 분비한다. 눈꼽은 그 점액이 말라붙은 것이다.

결막은 그 내부에 모세혈관과 림프관이 발달해 있고 지각신경섬유도 많이 분포하고 있어서 작은 이물질에도 민감한 반응을 보인다. 즉 이물질이 들어오면 다량의 눈물을 분비하여 씻어냄으로써 각막과 공막을 외부 자극으로부터 보호한다. 그리고 외부와 쉽게 접촉할 수 있는 탓에 가장 흔한 안과 질환이 바로 결막에서 발생하기도 한다.

안검(눈꺼풀) ●━━━━━

안검은 안구 앞부분을 덮고 있는 2장의 피부다. 아래 위 2장으로 되어 있고, 그 아래 피부에는 모두 눈썹이 달려 있다.

안검은 우선 밖에서 해로운 빛과 먼지가 안구에 들어갈 수 없도록 안구를 보호하는 역할을 한다. 그리고 깜빡임을 통해 안구를 깨끗하게 만들어 준다. 즉, 눈꺼풀에는 눈을 깜빡일 수 있게 하는 근육이 존재하고 있는데 그 근육의 움직임으로 눈꺼풀이 깜빡이면 눈물샘에서 분비돼 나온 눈물이 안구를 쓸어주는 것이다. 눈물은 안구 겉면이 건조해지지 않게 해줄 뿐만 아니라 라이소자임이라는 효소가 있어서 살균작용까지도 할 수 있다. 그를 통해 눈물은 눈의 청결까지도 책임지고 있는 것이다.

또한 안검의 안쪽에는 결막이 자리 잡고 있다. 결막에서는 점액이 분비돼 나오는데, 안검은 깜빡임을 통해 그 점액을 각막에 칠해 주기도 한다. 그것으로써 각막이 건조해지지 않도록 미리미리 조치를 취해 주는 것이다.

외안근

안검과 안구의 움직임을 맡아보는 근육으로, 안구 밖에 부착되어 있기 때문에 외안근이라고 부른다. 물론 눈에는 외안근과 대비되는 내안근도 존재한다. 안구 내에 위치하고 있는 내안근은 동공과 수정체의 움직임에 관여하며 자율신경의 지배를 받는다. 수정체의 두께를 조절하는 모양체근도 내안근에 속한다.

외안근은 안와의 벽에서 시작되어 안구에까지 붙어있다. 그렇기 때문에 안검과 안구의 움직임 모두를 관장할 수 있는 것이다. 외안근은 안구 하나에 4개의 직근과 2개의 사근이 부착되어 있다. 안구가 여러 방향으로 자유롭게 움직일 수 있는 것은 그 6개 근의 공동작용 덕분이다.

그밖에 안구의 움직임과는 상관없으나 상안검(위 눈꺼풀)을 들어올리는 상검거근도 외안근의 하나로 친다.

눈물기관

눈물을 생산하고 운반하는 기관으로, 일명 누기(淚器)라고도 한다. 눈물을 생산하는 누선(눈물샘)과 눈물을 옮기는 누도(淚道)로 구성된다. 누도는 연속된 관 형태로 이루어져 있다.

눈물은 안와 바깥쪽에 있는 누선에서 만들어진 다음 누도를 통과해 위 눈꺼풀에 있는 결막낭에 모인다. 그리고 눈물은 안검의 깜빡임과 함께 분비되어 안구 표면을 적시게 된다. 그렇게 안구 표면을 적신 눈물은 두 개의 작은 구멍으로 흘러 들어가게 되는데, 그 구멍을 누점(눈물점)이라 한다. 누점은 위 아래 누소관(淚小管)과 연결되어 있다. 그래서 누점으로 흘러들어간 눈물은 누소관을 통과해 눈 옆쪽에 있는 누낭(눈물주머니)에 모인다. 그런 다음 누낭 하단에

있는 가느다란 비루관(鼻淚管)을 지나서 하비도(아래콧길)로 흘러
간다. 우리가 울 때 콧물까지 더불어 나오는 것은 그 때문이다.

　우리가 특별히 울지 않아도 눈물은 안구의 보호와 청결을 위해
보통 하루에 양쪽 눈에 있는 누선에서 약 0.6㎖씩 생성되는 것으로
알려져 있다.

③ 시신경

　시각을 맡아보는 지각신경으로, 약 60만~80만 개의 신경섬유로
되어 있다. 이 신경섬유들은 망막의 신경절에서 나와 대뇌의 시신
경 교차부를 통해 대뇌와 연결된다. 그런 까닭에 시각 성립의 최종
단계는 대뇌에서 이루어진다. 앞서 설명한 대로 망막에 상일 맺힐
때는 위아래가 뒤바뀐 도립상이 맺히지만 영상신호가 시신경을 타
고 대뇌로 전해지면 대뇌에서 위아래가 뒤바뀌었다는 사실을 감지
하는 것이다. 그래서 우리가 사물의 상을 인지할 때는 위아래가 바
뀌지 않은 모습을 인지할 수 있도록 해준다.

　시신경은 대뇌에서 나온 신경의 일종인 탓에 제2뇌신경이라고도
불린다.

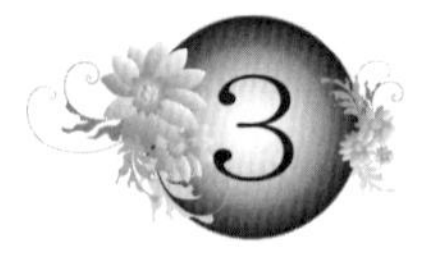

눈과 시력

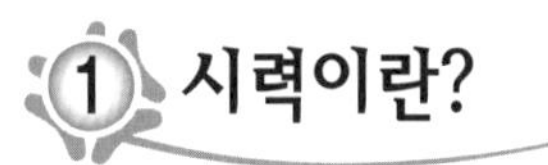

1 시력이란?

시력의 기준이 되는 것은 교정시력이다

눈의 대표적인 기능은 '보는' 것이다. 시력(視力)은 말 그대로, 눈으로 사물을 볼 수 있는 능력을 가리킨다.

시력에는 중심시력과 주변시력이 있다. 중심시력은 황반을 통해 볼 수 있는 능력을 말하는 것으로서, 황반은 망막의 중심부를 지칭하며 거기에는 시세포가 밀집해 있다. 시세포 중에서도 특히 색을 구별하는 원추세포가 밀집해 있어서 황반에는 상이 선명하게 맺힌다. 다시 말해 우리가 사물의 윤곽과 색을 뚜렷하게 볼 수 있는 것은 빛의 초점이 망막의 중심부인 황반에 정확히 맺히기 때문이다.

주변시력은 망막에서 황반을 제외한 나머지, 주변부가 담당하는 시력이다. 중심시력이 사물의 또렷한 색과 윤곽을 담당할 때 주변시력은 사물의 대략적인 크기나 모양, 움직임 등을 식별한다.

우리가 보통 안과에서 측정하는 일반적인 시력은 중심시력을 가리키는 것이다. 그 시력은 다시 나안시력과 교정시력으로 나누어 구분하는데, 나안시력은 안경이나 콘택트렌즈를 착용하지 않고 일체의 약물 처방을 하지 않은 상태에서 측정한 시력을 지칭하고 교정시력은 안경이나 콘택트렌즈의 착용 등 '교정'을 위한 처방을 한 상태에서 측정한 시력을 지칭한다.

시력은 1.0 이상이면 정상시력으로 본다. 그런데 그때 기준이 되는 것은 나안시력이 아니라 교정시력이다. 원래 눈이 좋은 사람은 상관이 없겠지만 눈이 나쁘더라도 안경이나 콘택트렌즈를 착용해 이만큼 시력이 나오면 일상생활을 영위하는 데 아무런 문제가 없기 때문이다. 뿐만 아니라 특수 업무를 수행할 때도 교정시력을 기준으로 삼아 적임자를 선별한다.

시력에는 마이너스가 없다

우리는 종종 주위에서 이런 얘기를 듣게 된다.

"내 눈은 매우 나빠. 시력이 마이너스야."

하지만 결론부터 말하자면, 그 사람들은 사실을 잘못 알고 있는 것이다. 물론 그들의 시력은 필시 안 좋을 것이다. 그러나 시력 단위에는 마이너스를 사용하지 않는다. 앞서 말했듯이 정상 시력은 1.0이고, 그보다 안 좋아서 안경이나 콘택트렌즈를 착용해야 하는 시력은 '0.6, 0.4' 하는 식으로 소수점으로만 표시된다.

우리가 마이너스 시력 운운하게 된 것은 아마도 안경점에서 볼록렌즈와 오목렌즈를 구분하기 위해 앞에 '+'와 '−' 부호를 덧붙였기 때문일 것이다. 볼록렌즈 앞에는 '+'를 붙이고 오목렌즈 앞에는 '−'를 붙이는데, 근시 교정에는 오목렌즈가 이용된다. 다시 말해 젊은 사람들이 주로 착용하는 안경의 렌즈는 오목렌즈라는 이야기다. 그래서 시력 앞에 '−'를 붙이다 보니, 그것을 보고는 자신의 시력이 마이너스가 나올 정도로 나쁘다고 여기게 된 것이다.

그런데 예를 들어 시력이 0.2라고 해서 안경도수까지 0.2인 것은 아니다. 안경 도수는 시력이 0.2인 사람을 정상시력으로 만들어 주기 위해 굴절시켜야 하는 렌즈의 굴절도를 뜻하며, 단위는 디옵터(D)로 표시한다.

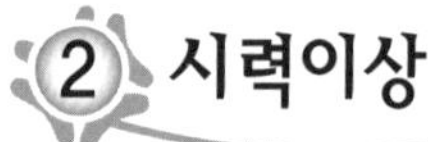 시력이상

정시

사물을 제대로 보기 위해서는 빛이 각막과 수정체에서 적절하게 굴절되면서 정확히 망막에 초점이 맞춰져야 한다. 정시(正視)는 그 모든 조건이 충족되어 보는 데 이상이 없는 시력상태를 말한다.

그에 반해 빛의 초점이 망막으 벗어나는 시력상태는 비정상시라고 하는데, 비정상시에는 근시와 원시·난시와 같은 굴절이상과 약시와 노안 등이 포함된다.

근시

근시는 사물의 상이 망막보다 앞에 맺히는 굴절이상을 가리킨다. 그래서 가까운 거리의 것은 잘 보이고 먼 거리의 것은 잘 안 보이게 된다. 근시는 각막이나 수정체의 굴절력이 필요 이상으로 강해서 나타날 수도 있고 안구축의 길이가 정상보다 길어서 생길 수도 있다. 전자가 원인이 되어 나타나는 근시는 굴절성근시라 하고 후자가 원인이 되어 나타나는 근시는 축성근시라고 하는데, 가장 흔한 유형인 단순근시는 굴절력과 안구축의 길이간의 불균형 때문에 생긴다.

근시의 원인은 다양하다. 주로 유전적 요인이 주된 원인으로 꼽

히며 후천적으로는 하루 12시간 이상 근거리 작업을 할 때 잘 발생하는 것으로 알려져 있다. 또한 올바르지 못한 생활습관도 한 몫 거드는데, 근거리에서의 독서와 장시간의 컴퓨터 작업이 그에 해당된다.

근시는 초등학교 2~3학년 무렵부터 나타나기 시작해 신체의 성장이 멈추는 18~20세까지 진행된다. 성장기 때는 안구도 커지기 때문에 안구축의 길이가 길어질 수밖에 없다. 따라서 축성근시가 나타나 점점 심해지다가 20세가 넘으면 그 진행이 멈추게 된다. 근시 때문에 안경을 착용하는 사람들은 사춘기 때 자주 바뀌는 시력 때문에 안경을 자주 갈아야 했던 기억이 있을 것이다. 그러다 성인이 되면 시력이 고정되는 것을 느끼게 되고 말이다. 따라서 사춘기 때는 시력교정수술을 할 필요가 없다. 수술을 해도 신체의 성장에 따라 시력도 수시로 변해 버리는 탓에 효과가 없는 것이다.

원시

원시는 사물의 상이 망막의 뒤쪽에 맺히는 굴절이상을 뜻한다. 그래서 가까운 거리의 사물은 잘 보이지 않고 먼 거리의 사물이 잘 보이게 된다. 원시는 근시와는 반대로 각막이나 수정체의 굴절력이 약해서 나타날 수도 있고 안구축의 길이가 정상보다 짧아서 나타날 수도 있다. 전자가 원인이 되는 경우는 굴절성원시라 하고, 후자가 원인이 되는 경우는 축성원시라 한다.

근시를 교정할 때는 오목렌즈가 쓰이고 원시를 교정할 때는 그와는 반대로 볼록렌즈가 쓰인다. 그 이유는, 오목렌즈는 빛을 퍼트리는 기능을 하고 볼록렌즈는 빛을 모으는 기능을 하기 때문이다. 따라서 망막보다 상이 앞에 맺히는 근시에는 오목렌즈가 쓰이고 망막보다 상이 뒤에 맺히는 원시에는 망막으로 초점을 끌어올 수 있도록 볼록렌즈가 쓰이는 것이다.

난시

망막의 앞뒤에 상관없이 빛의 초점이 두 개 생기는 굴절이상을 가리킨다. 그래서 난시가 발생하면 사물이 이중으로 보여서 눈이 쉽게 피로하며 두통이 생기기도 한다.

난시는 각막이나 수정체의 표면 한쪽이 찌그러져 있어서 빛을 제대로 한 군데로 모으지 못해서 나타나는 굴절이상이다. 각막이나 수정체의 표면이 선천적으로 매끄럽지 않다든지 후천적으로 상처를 입었을 때 발생할 수 있다.

눈을 잘 비벼도 각막이나 수정체의 표면에 안 좋은 영향을 미쳐 난시가 나타나는 것으로 알려져 있으며 라식수술의 후유증으로 발생할 때도 있다.

난시는 정난시(규칙난시)와 부정난시(불규칙난시)로 나뉘는데, 보통 난시라고 하면 정난시를 가리킨다. 정난시 중에서도 각막의 표면에 문제가 있어서 난시가 발생하면 각막난시, 수정체의 표면에 문제가 있어서 난시가 발생하면 수정체난시라고 하는데 일반적인 정난시는 각막난시와 수정체난시가 혼합되어 있다.

부정난시는 각막이 매끄럽지 못하고 울퉁불퉁하거나 혼탁한 상태일 때 발생한다. 정난시는 각막이나 수정체의 표면이 한쪽 방향으로 일정하게 찌그러져 있어서 굴절이상을 나타내면서도 어떤 규칙성을 드러낸다.

그러나 부정난시는 그야말로 각막이 울퉁불퉁한 상태이기 때문에 굴절을 할 때도 불규칙하게 한다. 그래서 정난시는 안경으로 교

정이 가능하지만 부정난시는 반드시 하드렌즈 같은 것만으로 교정
이 가능하다.

노안

가까운 거리의 사물은 또렷하게 보이고, 먼 거리의 사물은 흐릿
하게 보이는 것은 수정체의 움직임 덕분이다. 수정체가 사물과의
거리에 따라 두께를 조절함으로써 굴절력에 변화를 일으키는 것이
다. 즉 가까운 거리의 사물을 볼 때는 수정체가 두꺼워짐으로써 굴
절력이 커져 사물을 또렷이 볼 수가 있고, 반대로 먼 거리의 사물을
볼 때는 수정체가 얇아져서 굴절력이 약화돼 사물을 또렷이 볼 수
가 없게 된다.

그런데 나이가 들어가면 수정체의 탄성이 떨어져 그 조절력에 문
제가 생긴다. 그래서 보통 40대 이후부터 눈앞이 침침해지고 가까
운 거리의 사물이 잘 안 보이게 되는데, 그러한 현상을 노안이라고
한다.

흔히 나이가 들어서 원시가 생겼다고 잘못 알려져 있으나 노안은
조절이상 때문이며 원시는 굴절이상 때문이므로 이 둘은 전혀 다르
지만 볼록렌즈로 안경처방을 하는 점은 같다. 원시는 일반적으로
노안이 더 빨리 찾아온다.

약시

약시는 안구 자체에는 이상이 없는데 시기능이 저하되고, 안경이
나 콘택트렌즈를 껴도 시력이 교정되지 않는 경우를 가리킨다. 대
개 한쪽 눈이 다른 쪽 눈보다 시력이 약한 경우가 많다.

약시는 유전적 요인 때문이거나 육식 위주의 식습관 같은 후천적

요소가 원인이 되어 발생한다. 특히 어렸을 때 시력이 정상적으로 발달되지 않아 시력이 불량한 경우가 대부분이므로 조기에 발견하여 치료를 하는 것이 중요하다. 하지만 약시를 알아내기는 쉽지 않으므로 평소 아이의 습관을 잘 관찰하고 있다가 이상 징후가 나타나면 즉시 안과를 찾아 정밀검사를 받아보는 것이 좋다.

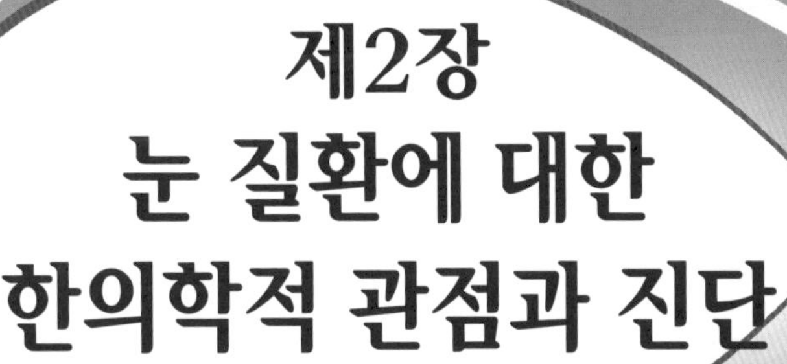
제2장
눈 질환에 대한
한의학적 관점과 진단

서양의학에서 병을 진단하는 방법

한의학과 관련된 상식을 올바로 이해하려면 먼저 '열증'이나 '실증' 혹은 '음허'나 '혈허'와 같은 용어부터 알고 있어야 한다. 그리고 그걸 제대로 알려면 한의학에서의 진찰 및 진단방법에 대한 지식이 있어야 한다. 그런 바탕이 있어야 눈 질환에 대한 한의학적 관점이나 치료방법에 대해 정확하게 이해를 할 수가 있다.

그렇기 때문에 눈 질환에 대한 한의학적 관점을 설명하기에 앞서 서양의학에서는 질병의 진단을 어떻게 하며 그와 비교해 한의학에서는 어떤 식으로 하는지를 먼저 설명하도록 하겠다.

서양의학에서는 환자를 치료하려면 무엇보다 먼저 병명이 결정되어야만 한다. 병명이 판정되지 않으면 '치료법도 결정할 수가 없기 때문에' 병명을 판정하는 일은 서양의학 체계에서 매우 중요한 일일 수밖에 없다.

병명을 결정짓기 위해 서양의학에서는 환자가 찾아오면 우선 증상을 들어보고 그와 관련된 이런저런 검사들을 실시한다. 그런 뒤 검사에서 나온 비정상 수치들을 종합하여 병명을 가리게 되는데 치료는 바로 그때부터, 검사에서 나타난 비정상 수치들이 특정 질병의 진단기준에 부합한다고 밝혀진 이후에 이루어지게 된다.

예를 들어 어느 날부터 눈앞이 뿌예지면서 주변 사물이 잘 보이지 않게 된 사람이 병원을 찾았다고 가정하자. 그러면 증상을 전해 들은 의사는 먼저 안압을 재보자고 할 것이다. 안압을 잰 뒤에는 안저 검사와 시야 검사를 한다. 안저 검사는 시신경의 손상 여부와 그 정도를 알기 위해서 하는 것이며 시야 검사는 시력장애 정도를 측정하기 위해 실시하는 것이다. 그리고 전방각경 검사라는 것도 할 텐데 그것은 치료 방침을 결정하기 위해 하는 검사로서, 이 모든 검사는 녹내장이 의심될 때 실시한다. 모든 검사가 끝나면 의사는 각각의 검사결과를 종합하여 최종적으로 녹내장인지 아닌지를 판단하게 된다.

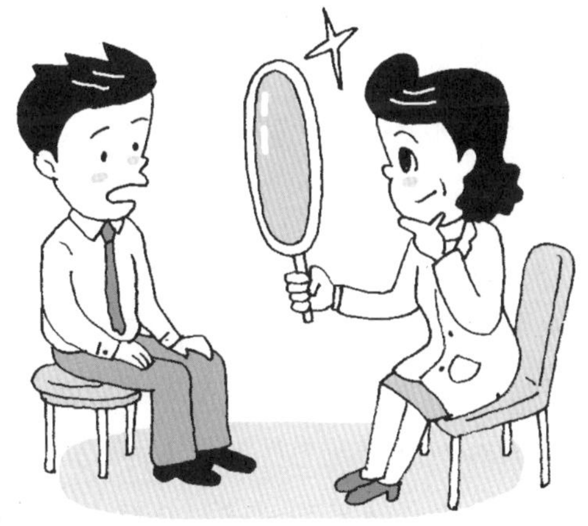

환자가 겪고 있는 증상은 이와 같이 복잡한 절차를 거친 뒤에야 하나의 병명으로 차트에 기록이 된다. 그리고 차트에 녹내장이라고 적히는 순간부터 환자의 치료법도 결정이 되는데, 거기서 중요한 사실은 그 과정에서 환자 개개인의 체질적인 특성은 반영이 안 된다는 점이다. 그 사람이 마른 체형이건 비만체형이건, 평소 땀을 많이 흘리건 적게 흘리건 간에 병이 같으면 똑같은 약물을 처방하는 것이다. 그 방법은 어느 한 치료법이나 약물에 대한 효과를 집계하기에 편리하고 집단적인 치료를 할 때도 용이하다는 장점이 있다. 하지만 개개인의 체질적인 특성이 반영디지 않다 보니 개인에 따라 기대한 치료효과를 얻지 못할 때도 있고 부작용이 나타나는 경우도 발생한다.

서양의학이 병명을 가려내는 일을 대단히 중요하게 여기는 까닭은 서양의학이 질병을 철저히 해부학적 관점에서 대하기 때문이다. 예를 들어 귀가 잘 들리지 않는 환자가 있다면 서양의학에서는 그것을 어디까지나 귀의 문제로 국한시킨다.

뿐만 아니라 귀를 더 세분하여 귀에서도 달팽이관이 문제인지, 아니면 청신경에 문제가 있는지를 따진다. 다른 장기, 다른 조직과의 연계성은 차치한 채 오직 귀만 파고드는 것이다. 그래서 청신경이 문제라고 밝혀지면 청신경을 정상화시키기 위한 조치들을 취힌다. 서양의학에서 내리는 처방은 그렇기 때문에 당장 그 환자를 괴롭히고 있는 증상을 사라지게 하는 데는 효과적이다.

하지만 청신경이 손상되었다면 그런 사태를 야기한 원인이 있을 것이다. 단순히 사고나 외부 자극으로 인한 강한 충격 때문에 그랬을 수도 있고 몸속에서 어떤 균형이 깨짐으로써 청신경 손상이라는 결과가 나타났을 수도 있다. 만일 몸속의 어떤 균형이 깨져서 청신경 손상에 이른 것이라면 그에 대한 치료는 그 깨진 균형을 회복시키는 것에 초점을 맞추어야 한다.

그러나 그러한 치료는 질병을 전인적인 관점에서 바라볼 때 이루어질 수가 있다. 서양의학은 질병을 우리 신체 중 특정 장기나 조직, 구조물에 나타난 비정상적 징후로 바라본다. 그렇기 때문에 해당 부위를 담당하는 진료과, 앞에서 예를 든 경우라면 이비인후과에서 청신경 복원만 도모하게 되는 것이다. 그것은 앞서 말한 대로 당장에 환자를 괴롭히고 있는 증상을 없애는 데는 다소 효과적일 수 있지만 그 질병을 야기한 근본적인 원인을 바로 잡는 것에는 한계를 지닐 수밖에 없다.

한의학에서 병을 진단하는 방법

서양의학이 병명을 결정지은 뒤 치료에 나선다면 한의학에서는 '증(症)'을 결정지은 뒤 치료를 실시한다고 할 수 있다. '증'이란 환자의 증상(전신증상과 국소증상을 다 아우른다)과 병의 진행정도, 환자의 체질과 체격, 체력과 성향, 나이 등을 음양표리와 한열허실과 같은 잣대로 종합 분석한 것을 말한다. 다시 말해 환자의 전반적인 몸 상태와 제조건을 한의학적 관점으로 파악한 결과가 '증'인 것이다.

여기서 그렇다면 병명과 증은 어떻게 다른 것인가 하는 의문을 가질 수 있을 것이다. 그 문제에 대한 답변은 다음과 같은 예를 통해 구해보기로 하자.

얼마 전 A, B 두 사람이 똑같이 회사에서 회식을 밤늦게까지 한 후 아침에 자고 일어났더니 갑자기 한 쪽 귀가 먹먹하고 소리가 들리지 않는 증상이 나타났다. 두 사람은 모두 이비인후과에서 돌발성 난청이라는 병명을 진단받고 종합병원에서 입원치료를 받으라는 권유를 받았다.

A, B 두 사람은 1~2주간 부신피질호르몬제라는 스테로이드제를 강도 높게 처방받게 되었고 병원 측의 설명으론 환자 중 30%는 현

저한 효과를 보고, 30%는 부작용이나 증상이 더 악화될 수 있다는 통계를 말해줬다. 그래선지 A는 청력이 많이 회복되고, B는 청력이 점점 더 악화되고 전에 없었던 고음의 금속성 이명 증상까지 생겼다. 뿐만아니라 B는 입원 당시 평소 조절되던 당수치와 혈압이 올라가고 피부염이 재발하여 전신이 가렵고 염증이 생기는 부작용까지 더해져서 우리 병원으로 찾아왔다. 이 두 사람 모두 양방 병명으로는 동일한 '돌발성 난청' 이지만 한의학적으로는 A는 맥이 세약(細弱)하고 평소 비뇨생식기능이 떨어지는 신기능 저하의 허증 체질이고, B는 맥이 현(弦)하며 평소 간에 화나 열이 항진되어 부신피질 호르몬 계통은 증상을 더 악화시키기 쉬운 실증체질로 분류된다. 이처럼 한의학에서는 병명이전에 개개인의 체질적 특성과 몸 전체의 생리 병리적 현상을 유기적으로 파악하여 변증이라는 진단 체계를 이루고 있다.

서양의학은 병명을 도출하기 위해 이런저런 검사를 실시한다. 그럼 '증'을 도출하기 위해 한의학에서는 구체적으로 어떤 방법을 사용할까.

① 사진(四診) : 네가지 방법으로 진단한다

전통적으로 한의학에서는 사진(四診)이라 불리는 방법을 사용한다. '네 가지 방법으로 진찰한다'고 해서 사진이라 불리는 이것은 망(望), 문(聞), 문(問), 절(切)로 나눠진다. 즉 보고 듣고 물어보고 맥을 짚어서 질병에 대한 각종 정보를 수집하는 것이다.

그렇게 사진을 통해 수집한 정보는 팔강(八綱)에 의해 분석된다.

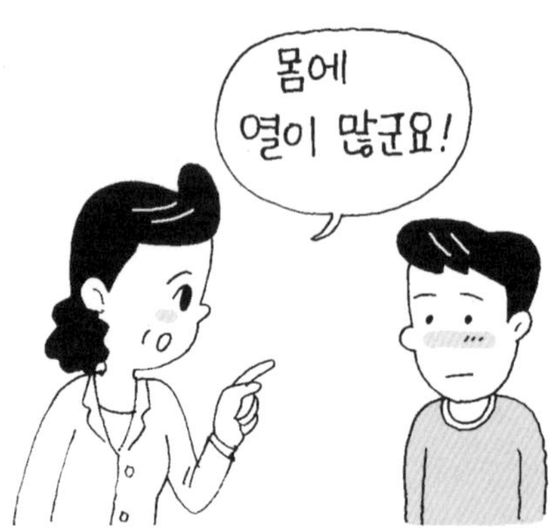

팔강은 여덟 가지의 분석 기준으로 음양(陰陽), 표리(表裏), 한열(寒熱), 허실(虛實)을 말한다.

망진(望診)

눈으로 보면서 진찰하는 방법으로 얼굴 색, 피부의 윤기, 정신 상태, 혀의 설태, 몸의 전체 및 각 부위에 대한 상태를 관찰한다. 겉으로 드러난 피부색만으로도 열이 많고 적음을 가늠할 수가 있다. 예를 들어 피부색이 검붉으면 몸에 열이 많고 피부색이 희면 대체로 몸이 차다. 망진은 그런 식으로 환자를 일단 눈으로 관찰하면서 필요한 정보를 수집하는 방법이다.

문진(聞診)

환자에게 나타나는 여러 가지 소리나 냄새 등을 통해 질병을 진찰하는 방법이다. 환자의 호흡 소리, 발음, 기침 소리 등을 듣고 입 냄새 같은 냄새를 맡음으로써 환자의 상태를 파악하는 것이다.

문진(問診)

'물을 문(問)'을 쓴 것에서도 짐작할 수 있듯이 문진은 환자나 그 보호자에게 환자의 증상에 대한 걸 직접 물어서 진찰하는 방법이다. 질병의 발생 및 진행 과정, 치료 경과와 현재의 증상 등 질병과 관련된 여러 가지 것들을 질문함으로써 병에 대한 정보를 수집하게 된다. 문진은 특히 자각 증상만 있고 객관적인 신체 증상이 거의 나타나지 않거나 정서적인 요인에 의하여 나타나는 질병을 진찰할 때 꼭 필요한 진찰법이라고 할 수 있다.

절진(切診)

한의원에서 진료를 받는 모습을 상상할 때 아마도 가장 흔하게 떠올리는 장면이 바로 절진 장면일 것이다. 우리는 보통 한의원 하면 '진맥' 하는 장면을 연상하곤 하는데 진맥이 바로 절진의 한 종

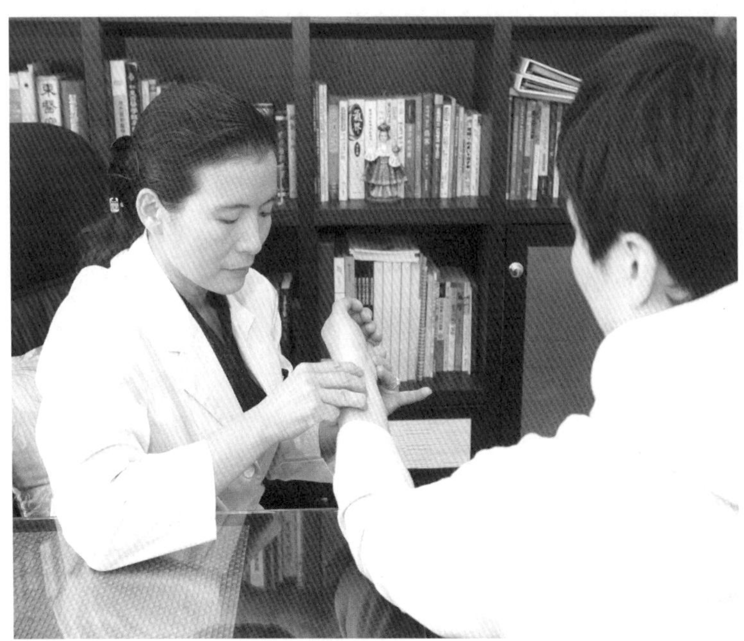

환자의 맥을 짚어 진단하는 하미경 원장

류다. 절진이란 의사가 직접 환자의 신체를 접촉함으로써 필요한 자료를 얻어내는 진단 방법으로, 맥진(진맥)과 안진으로 나뉜다.

맥진(진맥)은 의사가 환자의 손목에 있는 동맥의 박동 부위를 손으로 누르는 것인데 맥의 위치, 빠르기, 형태 및 박동력에 따라 27가지로 분류된다. 안진(按診)은 의사가 손으로 환자의 신체 표면을 만지거나 더듬거나 눌러서 환자 상태를 가늠하는 진찰 방법이다.

② 팔강 : 여덟 가지 기준으로 진단한다

한의사는 사진을 통해 수집한, 질병에 대한 종합적인 정보를 가지고 이제는 분석에 들어가야 한다. 분석을 해야 '증'을 진단하고 치료원칙을 정할 수 있기 때문이다. 그리고 그렇게 분석하여 '증'을 진단내리는 단계를 한의학에서는 변증(辨證)이라 한다.

변증에는 팔강변증, 육경변증(六經辨證), 장부변증(臟腑辨證), 기혈변증(氣血辨證), 사상체질변증 등 여러 가지가 있는데 그 중에서 가장 널리, 그리고 가장 중요하게 쓰이는 진단법은 팔강변증이다.

팔강(八綱)은 쉽게 말해 '증'을 구분하기 위한 여덟 가지의 분석 기준이라고 설명할 수 있으며 음양, 표리, 한열, 허실을 가리킨다.

음양(陰陽)

한국인이라면 살아가는 동안 음양이라는 말을 수도 없이 듣게 된다. 3천 년의 역사를 지닌 한의학뿐만 아니라 한의학의 뿌리가 되는 동양사상에서 음양은 아주 중요한 위치를 차지하는 개념이다. 그런 탓에 마치 엄마나 물이나 사랑이라는 단어를 따로 어렵게 공부하지 않아도 저절로 이해할 수 있는 것처럼 음양이라는 말 또한 우리는 어렵지 않게 이해하고 실생활에서도 그 이치를 적용시키며 살아간다.

그런 음양에 대해 다시 한 번 짚고 넘어가기로 하자.

음양은 우주 만물을 이루고 그것을 운용하는 두 가지 이치를 뜻한다. 그 두 가지 이치는 우리가 잘 알다시피 대립되는 개념인데 삼라만상의 모든 변화는 그 음양의 기운에 의해 일어난다. 인간의 몸은 소우주다. 그렇기 때문에 우리의 몸에도 음양이 존재한다. 예를 들면 오장은 음에 속하고 육부는 양에 속하는데, 우리 몸의 변화도 그런 음양의 기운에 의해 변화들이 일어난다. 우리 몸에서 건강이라는 꽃이 활짝 피어나게 될 때는 두말할 것도 없이 이 두 가지이치가 서로 잘 조화를 이루었을 때고, 병은 이 음양의 조화가 깨졌을 때 나타난다.

음양에서 음은 우주만물에서 여성적인 면, 그러니까 조용하고 소극적이며 차가운 측면을 상징한다. 반대로 양은 우주만물에서 남성적인 면, 다시 말해 활동적이고 능동적이며 뜨거운 측면을 상징한다. 그에 따라 질병도 음성(陰性) 경향이 강한 병은 음증이라 말하고 양성(陽性) 경향이 강한 병은 통틀어서 양증이라 일컫는다.

더 구체적으로 설명하면 음증은 앓으면서 증상이 표면으로는 잘 드러나지 않고 잠복해 있기 일쑤다. 대체로 신진대사도 활발하지가 않으며 맥도 잘 잡히지 않는다. 그래서 음증을 보이는 사람들은 손발이 차갑고 피부색이 창백한 편이며 추위를 많이 탄다.

그에 비해 양증은 증상이 표면으로 잘 드러난다. 염증, 발열, 안면홍조, 기침, 구갈, 통증 등으로 적극적으로 표현되는 것이다. 대체로 신진대사가 활발하고 맥도 잘 잡힌다. 또한 환자 자신이 열감을 느낀다.

음양은 우주를 움직이는 기본 이치이기 때문에 팔강에서도 음양은 기본 이치로 통한다. 그래서 음양은 팔강의 나머지를 이루는 항목들을 통솔하게 된다. 다시 말해 표리와 한열, 허실도 각각 음양으로 나눌 수가 있는 것이다. 그래서 표증, 열증, 실증은 양에 속하고 이증, 한증, 허증은 음에 속한다.

표리(表裏)

한자 그대로 풀이하면 '겉과 속'이라는 뜻이다. 이때 '겉'은 피부를 가리키며 '속'은 장부를 가리킨다.

표리는 한마디로 겉만 아픈가 아니면 속병까지 났는가를 판단하는 기준이다. 그래서 겉만 아팠을 때는 표증, 속병까지 났을 때는 이증이라 하는데 대체로 열이 나고 전신이 쑤시고 목이 따가우며 두통이 있고 찬바람을 싫어하면 표증으로 본다. 그에 반해 자꾸 덥다고 하면서 갈증이 나고 환자가 번열감을 느끼며 설사, 구토, 복통, 경련과 같은 증상을 내보이고 의식을 잃거나 하면 이증으로 본다.

한열(寒熱)

어떤 사람이 몸에서 자꾸 열이 난다고 한다. 하지만 체온계로 재보면 체온은 정상이다. 그래도 본인은 자꾸만 덥고 열이 나는 것만 같다고 하소연한다. 그렇다면 이런 경우, 체온계상으로는 정상이기 때문에 열이 없다고 해야 할까?

결론부터 말하자면, 그건 그렇지 않다. 체온계상으로는 체온이 정상이더라도 환자 본인이 덥고 열이 나는 자각증상을 느끼면 한의학에서는 열이 있다고 본다. 그리고 그때 환자가 느끼는, 열이 나는 자각증상을 '열감'이라고 한다.

그처럼 어떤 병은 열성(熱性)이 강하고 반대로 어떤 병은 한성(寒性)이 강하다. 그래서 한성이 강한 병을 앓게 되면 체온계상으로 체온이 정상인데도 자꾸만 오한이 있고 추위가 느껴진다. 한열은 바로 그런 병을 구분하는 기준이다. 하여 열성이 강한 병은 열증, 한성이 강한 병은 한증이라 한다.

한증의 특징은 환자가 오한과 추위를 느끼는 것 외에도 팔다리가 시리고 환자 안색이 창백하며 혀에 붉은 기운이 적다. 또한 가래와 콧물, 소변이 맑고 복통과 설사 증세를 동반하는 경우가 많다.

열증은 우선 환자가 열감을 느낀다. 그러면서 갈증이 나고 찬물을 찾게 된다. 그리고 가래와 콧물, 소변이 적색에 가까운 진한 노란색을 띠고 변비 증세가 나타난다.

허실(虛實)

두 소녀가 좋아하는 가수의 연말 콘서트를 보기 위해 극장 앞에서 1시간 동안 줄을 서 있다 겨우 입장하였다. 그것도 겨울에 말이다. 극장 안으로 들어간 두 소녀는 극장 내 갑작스런 난방시설의 고장으로 2시간 내내 몸을 오들오들 떨면서 신나게 콘서트를 즐기고는 집으로 돌아왔다. 콘서트 열기가 다 가시지 않아서인지 집에 돌아오고 나서도 두 소녀는 기분이 좋았다. 그런데 다음날이 되자 한 명의 소녀가 학교에 나오지 못했다. 밤새 감기 몸살이 들었기 때문이었다. 하지만 나머지 소녀는 아무렇지도 않아서 평상시와 다름없이 학교에 나올 수가 있었다.

똑같이 공연을 위해 2시간을 추위에 떤 뒤 병이 난 소녀는 한의학적 관점으로 보자면 몸속의 정기(正氣)가 허한 탓에 사기(邪氣)

의 침범에 무릎을 꿇은 것이다. 그래서 몸속 음양의 균형이 깨져 병이 난 것이다. 반대로 멀쩡한 소녀는 몸속 정기가 튼실해서 사기의 공격에도 잘 버틸 수가 있었다.

허실은 그와 같이 몸속의 정기와 사기 중 어느 것이 더 강한지를 판별하는 기준이다. 정기는 쉽게 말해 병에 대한 생체의 저항력을 뜻한다고 할 수 있다. 사기는 외부에서 들어와 몸속에서 질병을 유발하는 여러 가지 요인을 가리킨다. 가령 찬 기운이 몸속에 들어와 병을 일으켰다면 찬기운이 사기가 되는 것이고, 바람이 몸속에 들어와 질병의 원인이 되었다면 그때는 바람이 사기가 되는 것이다. 그래서 사기는 그것이 무엇이냐에 따라 '한사(寒邪)', '풍사(風邪)' 등으로 불리게 된다.

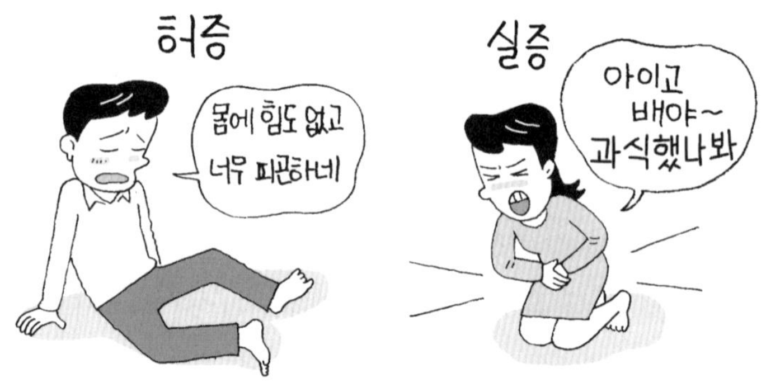

정기는 우리가 태어날 때부터 몸속에 지니고 있는 것이다. 그래서 병을 진단할 때 기준은 '그것이 얼마나 약해졌느냐'가 된다. 병은 정기가 약해짐으로써 발생하지 않겠는가. 따라서 '이 병은 어떻게 해서 생겨난 병이냐, 정기가 허해져서 생긴 병이다, 고로 정기가 약해진 것은 허증이다'로 귀결되는 것이다. 반대로 병은 강한 사기가 들어와서 정기를 억누름으로써 발생하기도 한다. 따라서 그런 경우에는 '이 병은 어떻게 해서 생겨난 병이냐, 실한 사기가 들어와서 생긴 병이다, 고로 이 병은 실증이다'로 귀결된다. 그리고 그런 원리 때문에 허증은 보충해주어야 하고 실증은 빼주어야 치료가 된다.

그런데 우리 몸의 정기는 우리 몸을 이루고 운용하는 모든 요소가 조화를 이룰 때 튼실한 법이다. 그 중에서 한 가지라도 빈약해지면 조화가 깨져 병이 생기게 된다. 하여 허증은 정기가 약해진 것은 그 중에서 무엇이 빈약해졌기 때문인가를 따져서 다시 기허(氣虛), 혈허(血虛), 음허(陰虛), 양허(陽虛) 등으로 나눈다.

허증과 실증의 임상적 증상은 대략적으로 다음과 같다. 정기가 허해서 나타나는 허증은 얼굴이 누렇게 뜨고 안색이 창백하며 말할 때 힘이 없고 호흡이 얕은 증상이 나타난다. 그리고 왠지 모를 무력감과 피로감, 소화불량에 시달리며 식은땀을 흘리고 피부와 모발에도 윤기가 없다. 또한 손발이 저리며 자기도 모르는 사이에 오줌을 지리기도 한다.

실증은 몸에 열감과 얼굴이 붉고 말소리가 힘이 넘치며 호흡이 거칠고 땀이 많지 않은 편으로 피부가 윤기 있고, 맥이 빠르고 힘이 있으며 혀가 붉고 황백의 이물질로 덮여있고, 어혈, 헛소리, 복부의 통증, 발광 그리고 담음 등과 같은 증상이 나타나면 실증으로 본다.

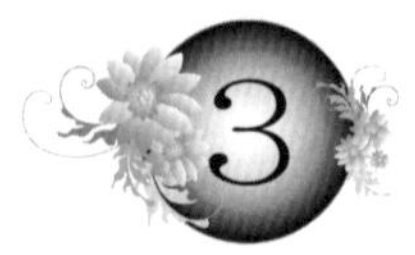

눈 질환에 대한 한의학적 관점

① 눈은 전신질환이다

I 부에서도 언급했듯이 한의학에서는 눈 질환을 전신질환의 하나로 간주한다. 오장육부의 정기와 모든 경락이 비토에서 혈기를 받아 눈으로 올라가기 때문에 눈은 신체의 각 장부와 유기적인 관계를 맺고 있다고 보는 것이다.

그 중에서도 특히 눈은 간과 긴밀히 연결되어 있어 《동의보감》에서는 '눈은 간의 구멍(目者肝之竅)'이라고 하였다. 간의 건강상태가 눈에 바로 드러날 뿐만 아니라, 간 기능이 눈 건강에도 직접적인 영향을 미친다는 말이다. 간 기능이 충실하면 눈에 정기가 감돌아 반짝반짝 빛나고 반대로 간 기능이 쇠약해지면 눈이 침침해지고 어지럼증이 생긴다.

그런데 한의학에서는 간과 신장을 근원이 같은 장기로 본다. 그렇기 때문에 간 기능이 좋고 나쁨은 신장 기능의 좋고 나쁨에 달려 있어서 눈 건강을 살필 때는 간뿐만 아니라 신장 기능 또한 잘 살펴야 한다.

② 눈병에는 열증과 허증이 있다

《동의보감》에서 안과 부문을 다루고 있는 [외형편]의 〈안문(眼門)〉에는 다음과 같이 기술되어 있다.

눈병에는 한증이 없다. (眼病無寒)
눈병은 화 없이 생기지 않는다. (眼無火不病)

그러면서 눈 질환을 아무리 분석해 보아도 거기엔 열증과 허증만 있을 뿐 한증은 나타나지 않으며 그 이유는 눈 질환이 오장육부, 그 중에서도 간과 심장에 생긴 화(火)'로 말미암아 발생하기 때문이라고 설명하고 있다.

오장육부에서 생겨 위로 올라간 화(火), 그러니까 열은 눈을 건조한 상태로 만들게 된다. 그리하여 그 상태가 오랫동안 지속되면 상습적인 충혈이나 안구건조증은 물론 안압의 상승을 유도해 녹내장 같은 심각한 질환을 초래하기도 하는 것이다.

이로써 눈 질환이 '열증'이라는 사실은 이해가 될 것이다. 그렇다면 눈 질환이 허증이라는 진단은 왜 나왔을까. 그것은 오장육부에 열이 생기는 현상이 우선은 풍열과 스트레스로 인해 일어나는데 스트레스는 심장을 약화시키는 '심허(心虛)나 신허(神虛)'를 유발한다. 또한 오장육부에 열이 생기는 중요한 원인 중의 하나가 간혈부족(血虛)과 신장 기능의 약화인 신허(腎虛)이기 때문에 허증이라는 진단이 나오는 것이다.

다음에서 그 원인들을 하나씩 살펴보기로 하자.

풍열 ●────────────

풍열(風熱)은 외부에서 풍(風), 열(熱), 습(濕) 등 좋지 않은 기운
(邪氣)이 우리 몸속에 들어와 질병을 일으키는 것이다. 또한 풍열은
외부적 요인 때문만이 아니라 내부적 요인 때문에 발생하기도 하는
데, 우선 간에 열이 생기는 경우다.

간에 열이 있으면 그 열이 풍을 유발하여 질병을 일으키게 된다.
바로 그때 간에 있는 열을 가리켜서 풍열이라고 하는 것이다. 우리
몸에서 가장 큰 장기(臟器)인 간은 위에서 흡수한 영양소를 대사하
여 우리 몸 곳곳에서 필요한 물질로 만들어 보낸다. 뿐만 아니라 해
독 작용을 담당한다.

한의학에서는 간을 두고 장군에 비유하곤 한다. 외부에서 쳐들어오
는 적들에 맞서 우리 몸을 지키고 위험에 대비하여 지혜로운 방어책
을 마련해 두기 때문에 훌륭한 장군과도 같다는 것이다. 간은 혈을 저
장하고 혈에는 혼이 깃들어 있으며, 간이 허하면 두려워하고 실하면
화를 잘 낸다고 한다. 한의학에서는 물질적인 간장뿐만 아니라 정신
적인 부분을 중시한다. 열이 모든 장기에 생길 수 있음에도 불구하고
유독 간장에 조장되어 풍을 유발하는 열을 따로 떼어내 '풍열'이라
이름붙이며 중시하는 까닭은 바로 이 때문인 것이다.

다음으로 열을 유발하는 내부적 요인은 몸속의 기(氣)가 울체된
경우다. 우리 몸에서 기혈은 끊임없이 순환해야 하고 그 흐름은 원
활해야 한다. 혈액순환 장애가 얼마나 무서운 결과를 초래하는지는
한번쯤 들어봤을 것이다. 예를 들어 관상동맥(심장을 둘러싸고 있
는 혈관) 혈관벽에 혈액 속에 있던 찌꺼기들이 달라붙어서 조금씩
조금씩 쌓여간다고 생각해 보자. 그럴 경우 그 찌꺼기들은 점점 커
지다가 어느 순간 관상동맥을 탁, 하고 막아버리게 된다. 수도 파이

프에 지속적으로 녹이 슬다가 어느 날에는 그 녹이 큰 덩어리가 되어 수도관을 아예 막아버리는 것처럼 말이다. 그러면 혈액은 더 이상 관상동맥을 타고 심장으로 흘러들어갈 수가 없게 되고 심장은 생존에 꼭 필요한 산소와 영양분을 공급받을 수 없는 처지에 놓이게 된다. 그리고 그 결과로 마치 적진에서 고립된 병사들이 굶주림으로 하나둘 죽어가듯 심근세포들도 하나둘 사멸하면서 결국에는 심장의 움직임마저 멈추게 되는 현상이 나타난다. 그것이 바로 우리의 생명을 단숨에 앗아가는 심근경색인 것이다.

그와 마찬가지로 기(氣)라는 것도 순환에 장애가 일어나면 건강에 이상을 초래한다. 기가 제대로 순환하지 못하고 울체되면 그것이 열을 발생시키고 그 열이 풍을 유발함으로써 갖가지 질병을 야기한다. 바로 그렇게 해서 발생되는 열을 풍열이라고도 하는 것이다.

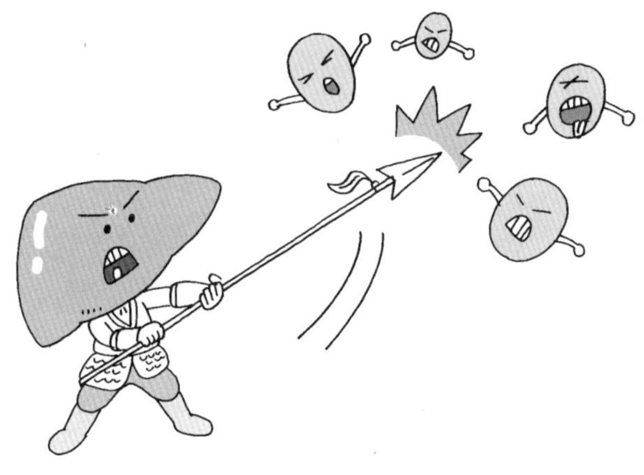

간혈(肝血) 부족

몸속에 있는 장기 중에서 간은 크기가 가장 클 뿐 아니라 혈액이 가장 많이 모이는 곳이기도 하다. 심장에서 만들어진 혈액은 일단 간에 저장되었다가 온몸으로 보내진다. 잠은 우리 몸속 모든 기관,

조직, 세포 등이 휴식을 취하는 때다. 혈액이라고 예외는 아니다. 심장에서 뿜어져 나와 동맥을 타고 온몸을 흐르다가 정맥을 타고 다시 심장으로 들어가는 혈액은 우리가 잠을 잘 때 심장이 움직이는 데 필요한 최소한의 양만 몸속을 돌고 나머지는 모두 간에 저장된다. 말하자면 간이라는 휴식처에서 잠시 휴식을 취하는 것이다. 그러다 잠에서 깨면 간에 저장되었던 혈액은 온 몸으로 방출이 된다.

우리가 단잠을 잘 수 있는 것은 간에 혈액이 정상적으로 복귀했기 때문이고 잠에서 깨어난 뒤 기운을 차리고 맑은 정신으로 하루를 시작할 수 있는 것은 간에서 저장되었던 혈액이 온몸으로 방출되어 활기차게 움직이고 있기 때문이다. 물론 그 절차가 제대로 이행되지 못했을 때는 피로와 함께 두통과 어지럼증 등이 나타나는 것이다.

간혈이 부족하다는 것은 그처럼 혈액이 간에 정상적으로 복귀하지 못했을 때를 말한다. 그래서 간에서 열이 나 눈에도 영향을 미치는 것이다.

간혈이 부족하게 되는 원인은 첫 번째로 간 기능의 약화에서 찾을 수 있다. 간 기능이 약해졌는데 어떻게 혈액을 모으는 활동을 정상적으로 수행할 수가 있겠는가. 그렇기 때문에 간 기능을 약화시키는 요소, 이를테면 과음 같은 습관을 없애야 한다.

또한 간혈 부족의 원인은 과로나 스트레스에서도 찾을 수 있다. 혈액이 간에 저장되는 것은 우리가 휴식을 취했을 때다. 그런데 과로 등의 이유로 제대로 휴식을 취하지 못하면 어떻게 되겠는가. 혈액은 간으로 모일 기회를 잃게 된다. 스트레스가 심할 경우에도 마찬가지다. 스트레스는 간기를 억눌러 혈액을 모으는 간의 힘을 약화시키고 그것은 눈 건강의 악화로 이어진다. 당장 하룻밤만이라도 새워보라. 그러면 전신의 피로와 정신이 멍해지는 것은 물론 눈이 건조해지면서 따가운 걸 느낄 수 있을 것이다. 그리하여 그러한 과로가 오랫동안 지속되면 안압이 차츰차츰 상승하면서 녹내장 같은 심각한 질환으로까지 발전할 수가 있는 것이다.

여기서 한 가지 재미있는 사실이 있다. 우리가 극심한 긴장과 불안 속에서 지내야 할 때, 예를 들어 빚 독촉을 받는다든가 시험 결과 발표 등을 앞두고 있을 때 우리는 그때의 심경을 '피가 마른다'고 표현한다. 그런데 어떠한가. 그것이 단지 수사적 표현에서 그치는 것이 아니라 실제로도 피가 마른다는 사실을 알 수 있을 것이다.

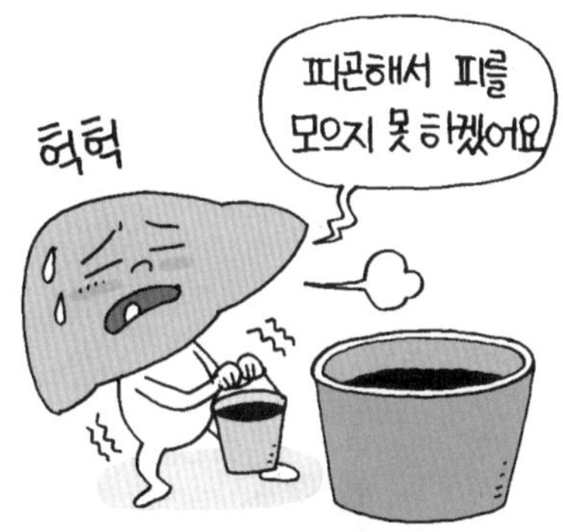

스트레스

《동의보감》에서는 '노즉상간(怒則傷肝)', 다시 말해 '분노하면 간이 상한다'고 하였다. 또한 '분노하여 기가 순행하지 못하면 간이 상한다(大怒氣逆則傷肝)'고도 했다. 과로와 지나친 스트레스는 우리를 항상 분노한 것이나 다름없는 상태로 만든다. 그로 인한 심리적 긴장 정도가 분노를 일으킬 때와 마찬가지라는 말이다. 그러므로 눈 건강을 위해서라도 과로와 지나친 스트레스로부터 자신을 보호할 줄 아는 지혜가 필요하다 할 것이다.

그런데 스트레스의 요인에는 그런 것들뿐만 아니라 우울함, 일상
에서의 소소한 시름에서부터 아이들의 육아나 교육문제, 취업, 실
직문제 등과 같은 커다란 걱정근심 등도 포함된다. 그런 것들로 인
해 심리적 긴장 상태가 유발된다면 모두 스트레스가 되는 것이다.

《동의보감》에 '근심과 시름에 차 있으면 심장이 상하고, 슬퍼하
면 심장이 상한다.'는 구절이 있다. 살면서 전혀 걱정과 근심이 없
을 수는 없다. 그러나 지나친 우수사려(憂愁思慮)는 심장을 상하게
하여 열을 발생시킨다. 그리하여 그 열이 눈 건강을 악화시키고 여
타의 질병까지도 유발한다.

그러므로 되도록 긍정적인 마인드를 지니고 그것이 잘 안 된다면
운동이나 기타 건전한 취미활동을 통해 근심걱정을 비롯한 스트레
스를 발전적으로 해소하려는 노력이 필요하다.

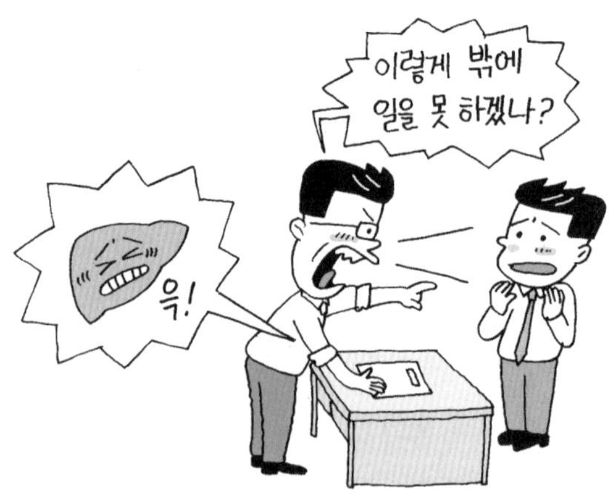

신장 기능의 약화

간과 신장은 근원이 같은 장기다. 그러므로 간 기능은 신장 기능
의 좋고 나쁨에 영향을 받는다. 신장 기능이 약해져서 신장에 열이

생기면 그것은 고스란히 간으로까지 이어져 간에서도 열이 발생하게 되고, 그 열은 결국 눈으로 올라가 눈을 상하게 만든다.

신장 기능이 약해지는 원인으로는 우선 선천적인 요인을 들 수 있다. 선천적으로 허약한 신장을 가지고 태어난 까닭에 '신장-간-눈' 으로 이어지는 악영향의 사슬에 묶이게 되는 것이다. 한 가지 중요하게 덧붙일 점은 성생활이 신장 기능에도 영향을 미친다는 사실이다. 세상 모든 일은 과유불급(過猶不及)이라는 원칙에 충실한 법이다. 성생활도 마찬가지여서 지나친 성관계는 신장 기능을 허약하게 만든다.

신장 기능이 약해져서 열이 생기면 눈이 침침해지고 은근한 요통과 청력이 떨어지는 증상이 나타난다. 그러므로 그런 증상이 느껴진다면 자신의 신장 기능을 의심해 보고 한번쯤 병원을 찾아 진단을 받아볼 필요가 있다고 하겠다.

③ 눈병은 열을 내리고 간신을 보하는 방법으로 치료한다

한의학에서 눈 질환을 치료하는 기본은 '열' 을 내리는 것이다.

그런데 장기에 생긴 열은 해당 장기만 치료한다고 해서 해결되는 것이 아니다. 여러번 언급하지만 눈 질환은 전신질환의 하나다. 그렇기 때문에 환자가 오면 일단 눈을 비롯하여 전신의 상태를 살핀 다음 해당 장기에 열을 조장한 근본 원인을 찾아낸다. 눈 질환은 보통 간과 신장, 심장이 허해져서 유발된다. 그런데 간과 신장, 심장이 허해지는 까닭은 종합적이다.

가령 지독한 취업 스트레스에 시달리는 20대 청년이 어느 날부터 눈앞이 뿌예지고 시야가 좁아지는 증상을 겪게 되었다고 생각해 보자. 그 청년을 진료해 보니 간혈이 부족한 상태였다. 그로 인해 생긴 열이 위로 올라가 안압의 상승을 유도하여 녹내장 초기 증상으로 나타난 것이었다. 청년의 체질은 원래부터 원기가 허약한 체질이었고 군 복무 시절에는 얼굴을 타격당하는 사고를 당하여 턱관절 장애를 앓고 있었다. 그럴 경우 청년에게 나타난 녹내장 초기 증상은 그 모든 요인을 아울러서 치료해야만 한다는 것이다.

다시 말해 청년에게 녹내장 초기 증상이 나타나게 된 것은 원래 원기가 허한 체질의 청년이 취업 스트레스에까지 시달림으로써 간 기능이 약화돼, 간이 피를 모으는 역할을 제대로 수행하지 못했기 때문이다. 또한 구조적인 관점으로 보면, 턱관절과 척추에 문제가 있다. 턱관절 장애는 단순히 입을 잘 벌릴 수 없는 증상만 유발하는 것이 아니다. 턱관절 장애는 보통 치아의 교합이 잘못되어 발생하는데, 그것이 지속되면 경추 및 전체 척추를 비뚤어지게 하고 그로 인해 신체의 전반적인 균형을 깨트리게 된다. 그 과정에서 간을 포함한 몸속 장기들도 짓눌리게 되어 손상을 입는 것이다.

그러므로 청년에게 나타난 녹내장을 치료할 때는 원기를 보충해 주고 간의 열을 내리는 처방을 하는 한편 턱관절 장애도 함께 치료를 해야 한다. 그리고 스트레스에 시달리지 않는 것이 중요하므로 그것을 건전하게 해소할 수 있는 방법을 모색토록 권장해야 한다. 그 치료법의 구체적인 내용은 한약요법과 약침요법을 기본으로 하여 물리치료 및 턱관절과 경추의 교정치료를 병행하는 것이다.

제3장
다양한 눈 질환과 치료법

녹내장

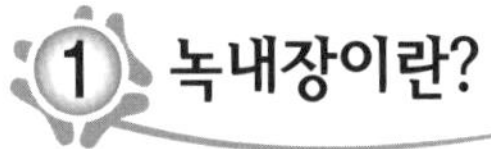

내장(內障)은 내부에 장애가 생겼다는 뜻이다. 다시 말해 녹내장은 '안구 내부에 생긴 어떤 장애 때문에' 생긴 병으로, 구체적으로는 시신경이 손상된 경우를 가리킨다. 시신경 손상으로 인해 시야 결손 및 시력장애가 생기는 질병을 통틀어서 녹내장이라고 하는 것이다. 앞에 색깔을 나타내는 '녹' 자가 붙은 이유는 녹내장(綠內障)이 발생했을 시 검은자위의 색깔이 녹색으로 보이는 탓이다.

시신경이 손상을 입게 되는 이유는 아직까지 명확하게 밝혀진 바가 없다. 그러나 그런 가운데서도 안압의 상승을 주된 원인으로 꼽는 게 일반적인 견해다. 늘 일정해야 하는 안압이 비정상적으로 상승하여 시신경을 짓누름으로써 시신경이 죽게 되고, 그에 따라 시야가 좁아지고 앞이 뿌옇게 흐려지면서 잘 보이지 않는 증상이 나타는 것이 '가장 전형적인 녹내장' 이라고 할 수 있다.

녹내장은 심한 경우 실명에 이를 수 있으며 보통 '완치' 가 불가능해 고혈압이나 당뇨처럼 평생을 두고 관리를 해야 하는 질병으로 알려져 있다. 그리고 신체의 노화와 관련이 깊어 보통 40세 이상인 중장년층에서 많이 나타난다. 우리나라의 경우 40세 이상 성인 50명 중 1명이 녹내장을 앓고 있으며 전체 실명환자의 11%가 녹내장이 원인인 것으로 밝혀져 있다. 그만큼 녹내장은 흔한 질병인 동시에 실명을 가져올 수 있는 무서운 질병인 것이다.

A : 녹내장은 아직까지 원인불명이지만, 보통은 안압의 상승으로 인한 시신경 파괴가 주된 원인으로 지목된다는군.

B : 그렇군. 그런데 녹내장은 불치병이라는데, 사실일까? 정말로 완치는 불가능한 것일까?

A : 그러니까 이 책을 끝까지 읽어보자고.

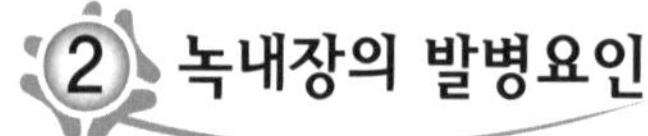 2 녹내장의 발병요인

안압의 상승

노파심에서 한 번 더 언급하고 지나가자면, 녹내장을 유발하는 명확한 원인은 아직까지 속 시원히 밝혀진 바가 없다. 안압의 상승이 주된 원인으로 꼽히기는 하지만, 그것도 깊은 관련이 있는 것으로 추측되는 것일 뿐 '안압의 상승이 녹내장의 원인이다' 라고 결론 지어진 것은 아니다. 왜냐하면 안압이 정상이어도 녹내장이 발생하는 경우가 있기 때문이다.

따라서 녹내장에 대해서는 '전형적인 녹내장'을 가지고 이야기하는 것이 최선이다. 녹내장은 원인이 명쾌하게 밝혀지지 않은 탓에 원인을 조목조목 거론해 설명할 수가 없고, 그 중 '대표선수' 를 내세워 '녹내장은 이런 증상이 나타나고 이렇게 진행이 되며 이런 사항을 주의해야 한다'고 설명할 수밖에 없는 것이다. 따라서 그 점에 유의하면서 아래 내용을 살펴보도록 하자.

안압이란?

안구는 공과 같이 구형으로 되어 있다. 축구공을 생각할 때, 축구공이 공 모양의 형태를 띠려면 공기를 주입해야 한다. 공기를 집어넣는다는 건 무슨 뜻일까. 그건 바로 공기를 통해 압력을 불어넣는다는 의미다. 축구공은 공기압에 의해 비로소 공 모양을 유지할 수 있고 공기압이 빠지면 동물 가죽처럼 흐물흐물해지게 된다.

안구가 항상 공 모양을 유지하는 이치도 그와 다르지 않다. 마치 안구에 공기를 주입한 것처럼 안구 내부에는 언제나 일정한 압력이 존재한다. 만일 그 압력이 없다면 안구는 바람 빠진 축구공처럼 푹 찌러져서 흐물흐물해지게 될 것이다.

안압은 바로 그렇게 안구 내부에 언제나 존재하는 압력을 가리킨다.

안압이 항상 '일정한 값'을 유지할 수 있는 것은 안구 내부에서 방수가 지속적으로 생성되었다가 외부로 빠져나가는 비율이 일정하기 때문이다. 방수는 각막과 수정체 사이, 그리고 홍채와 수정체 사이를 가득 채우고 있는 물 타입의 투명한 액을 뜻하는데 매일 모양체에서 생성된 뒤 만들어진 양만큼 우각이라는 곳을 통해 빠져나간다. 우리가 사는 일평생 동안 방수는 그처럼 만들어지고 빠져나가기를 되풀이하여 안압을 언제나 고르게 유지시켜 준다.

안압이 상승하는 이유

우각은 홍채와 각막이 만날 때 만들어진 작은 틈이다. 그런데 그

곳이 좁혀져 있거나 막혀 있다고 가정해 보자. 그러면 방수는 제대로 빠져나갈 수가 없게 된다. 그럴 경우 흡사 둑으로 막힌 개천에 점점 물이 불어나는 것처럼 안구 내부에는 방수의 양이 점점 늘어나 안압에도 변화가 생긴다. 축구공이 빵빵해졌는데도 공기를 계속 집어넣는 것과 유사한 현상이 일어나는 것이다.

공기를 계속 집어넣으면 축구공 속의 공기압은 올라가게 될까, 내려가게 될까. 당연히 올라가게 될 것이다. 안압과 방수의 관계도 마찬가지다. 방수가 제대로 빠져나가지 못해 그 양이 점점 늘어나면 안압은 상승하게 된다. 그리고 그 압력이 마침내 시신경까지도 짓눌러서 시신경을 하나둘씩 야금야금 죽게 만드는 것이다.

우각이 막히는 이유는 나이가 들어감에 따라 수정체가 조금씩 부풀거나 앞으로 이동하면서 우각을 점점 좁아지게 하다가 끝내는 막아버리기 때문이다. 그런 이유로 인해 녹내장은 보통 40세 이상의 중장년층에서부터 나타나는 게 일반적인 현상인 것이다. 또한 눈속에 있는 불순물이 우각을 막아버릴 수도 있고 그 외에 눈 속에 염증이 생겼을 경우도 우각이 막힐 수 있다. 그리하여 방수 배출에 차질이 빚어짐으로써 안압이 상승하게 되는 것이다.

정상 안압은 10~21mmHg(평균 15mmHg)이며, 두 눈의 차이는 3mmHg 이하이다. 보통 안압이 21mmHg 이상일 때나 안압이 상승하지 않았어도 두 눈의 안압차이가 5mmHg 이상일 때 녹내장을 의심해야 한다.

안압이 상승했을 때 나타나는 결과

안압이 병적으로 상승하면 안구는 계속 팽창하게 된다. 이미 구형으로 완성된 축구공에 계속 공기를 집어넣으면 금방이라도 터질 듯이 빵빵해지는 것처럼 말이다. 이렇게 팽창된 안구는 시신경을 짓누르거나 시신경으로 가는 혈액의 흐름을 방해하게 된다. 혈액은 산소와 영양분을 공급해주는 역할을 한다. 따라서 그 혈액이 원만하게 흘러가지 못하면 시신경은 생존에 꼭 필요한 산소와 영양분을 제대로 공급받을 수 없게 된다. 그렇게 안압의 상승으로 인한 시신경이나 혈관의 기능이상은 결국 시력장애를 초래하게 된다.

우리가 사물을 볼 수 있는 것은 각막으로 들어온 빛이 수정체와 유리체 등을 통과하여 망막에 상을 맺기 때문이다. 그런데 그걸로 끝이 아니라 망막에 맺힌 상은 그 정보가 시신경을 통해 대뇌로 전

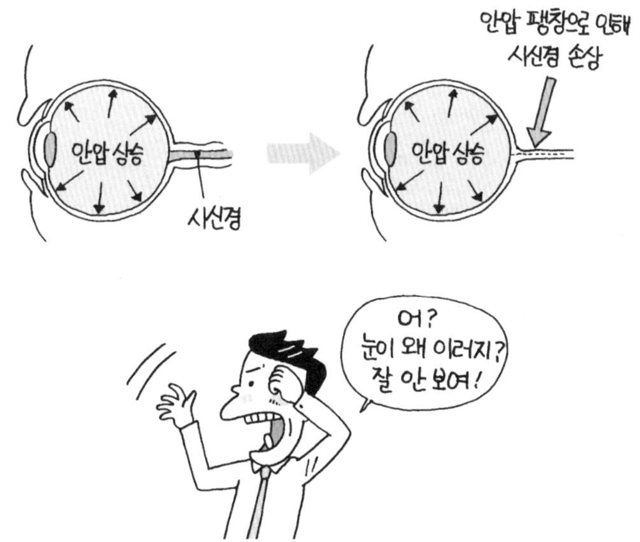

달된다. 그리하여 망막에 위아래가 뒤집힌 채로 맺혔던 상이 우리가 인지할 때는 제대로 된 상으로 인지가 된다. 그 과정을 모두 거

쳐야만 비로소 '시각' 은 성립될 수가 있다.

한데 시신경이 손상되면 대뇌로 영상정보가 제대로 전달될 수 없는 사태가 발생한다. 그에 따라 시야가 좁아지고 앞이 잘 보이지 않다가 종국에는 영영 실명하게까지 되는 녹내장이 발병하는 것이다.

기 타

그런데 녹내장은 꼭 안압이 병적으로 높아졌을 때뿐만이 아니라 안압이 정상일 때도 나타난다. 또한 안압이 정상보다 높은데도 시신경이 손상되지 않는 경우도 있다. 즉, 그런 경우는 안압이 높아도 녹내장이 발생하지 않은 것이다.

그래서 안압이 정상범위임에도 불구하고 시신경 손상이 나타나면 '정상 안압 녹내장'이라고 분류를 하고 안압이 높은데 시신경이 손상되지 않았을 때는 그냥 '고안압증' 이라 부르면서 각별한 주의를 당부한다.

그렇다면 그 이유는 무엇일까? 왜 어떤 사람은 안압이 정상인데도 녹내장이 발생하고, 또 어떤 사람은 안압이 높은데도 녹내장이 생기지 않는 것일까? 그 이유는 안압에 대한 시신경의 저항력이 개인마다 다르기 때문으로 추정할 수 있다. 안압이 높아지고 그에 따라 안구가 팽창해서 시신경을 짓눌러 와도 사람에 따라서는 시신경이 그러한 '짓누름' 을 잘 견디는 것이다. 또한 정상 안압인 경우에도 녹내장이 발생하는 것은 그만큼 녹내장의 발병에 여러 가지 요인이 관여한다는 사실을 보여준다. 그런데 거듭 말하는 바, 아직까지는 그 '여러 가지 요인' 이 무엇인지를 명확히 밝혀내지 못하고 있는 실정이다.

대체적으로는 다음과 같은 요인을 가지고 있으면 녹내장이 발병할 우려가 있으므로 유의를 해야 한다.

- 부모, 형제 중에 녹내장 환자가 있는 사람
녹내장이 유전병인지에 대해서도 논란이 있지만 현재까지는 유전이 된다는 의견이 우세하다.

- 연령이 40세 이상인 사람
녹내장은 눈의 노화와 관련이 있다. 또한 조기 발견하는 게 중요하므로 40세 이상인 사람은 정기적으로 검진을 받는 것이 좋다.

- 당뇨, 고혈압, 심혈관 질병을 앓고 있는 사람
당뇨와 고혈압은 안압의 상승을 초래하고 시신경의 약화를 가져온다. 심장병 같은 심혈관 질환도 마찬가지다. 따라서 당뇨와 고혈압, 심혈관 질환을 앓고 있는 사람은 일반인 보다 녹내장에 걸릴 위험이 2배 높으므로 특별히 주의해야 한다.

- 근시인 사람
근시인 사람이 장시간 근거리 작업을 할 경우에는 시신경이 약해질 가능성이 높다. 고도 근시인 경우에는 더욱 그렇다. 그렇기 때문에 근시인 사람이 컴퓨터 작업, 독서 등을 할때는 '장시간' 동안 하는 것을 삼가야 하고 최소 50분~1시간에 한 번은 눈을 쉬게 해주어야 한다.

③ 녹내장의 증상

　녹내장이 무서운 질병이라고 하는 데에는 평소 별다른 자각증상이 없다는 점도 기여를 한다. 녹내장이 발병하면 우선 주변시력에서부터 장애가 발생한다. 시신경 중에서도 주변시력을 담당하는 시신경부터 손상을 입는 것이다. 주변시력은 사물의 대략적인 크기나 모양, 움직임을 식별하는 역할을 한다. 그리고 사물의 뚜렷한 윤곽과 색은 중심시력을 통해 구분이 된다. 그렇기 때문에 녹내장 초기에 주변시력에 장애가 생겨도 우리는 '보는 능력'에 이상이 발생했다는 사실을 쉽게 감지하지 못한다.

　더구나 녹내장은 시신경이 급작스럽게 파괴되는 것이 아니라 서서히 오랜 시간을 두고 파괴된다. 주변 시력을 담당하는 시신경이 하나씩 죽어가기 때문에 그에 따라 우리의 시야도 조금씩 좁아질 수밖에 없다. 원래는 100이라는 범위를 봤는데 녹내장이 발생하면서 99.9, 99.8, 99.7…… 이런 식으로 야금야금 좁아져 가는 것이다. 시력도 마찬가지다. 원래 자신의 시력에서 저런 식으로 조금씩 낮아져 가기 때문에 우리 눈 속에서 과연 무슨 일이 일어나고 있는지를 쉽사리 인지할 수가 없게 된다.

　그러다가 어느 날 문득, 우리는 눈 가장자리에 마치 커튼을 친 것처럼 주변부가 보이지 않고 그나마 보이는 중심부도 안개가 낀 것처럼 희미하게 보이는 것을 느끼게 된다. 이미 녹내장이 많이 진행되어 말기에 이른 것이다.

　흔히 고혈압을 두고 '침묵의 살인자'라고 하는데, 그 까닭은 고혈압이 평소 특별한 자각 및 타각 증상이 없이 밑에서 무서운 질병을 소리 없이, 조금씩 야기시키기 때문이다. 녹내장도 그와 마찬가지다. '알지 못하는 사이에 조금씩' 시신경을 파괴해 간다. 그리고 한번 파괴된 시신경은 재생이 되지 않으며, 양방에서는 더 이상 시력이 나빠지지 않게 조치하는 것 말고는 별다른 치료방법이 없다.

그런 이유들로 인해 녹내장은 정기 검진을 통해 조기에 발견하는 것이 중요하다.

다음과 같은 자각증상이 나타나는 사람은 속히 병원으로 가서 정밀진단을 받아보자.

- 시력이 저하된 것 같은 느낌이 있다. 특히 야간시가 떨어진 느낌이 있다.
- 머리가 무겁거나 아프다.(두통)
- 기분이 안 좋고, 오심 및 구토증세가 있다.
- 어깨가 결린다.
- 불빛을 보면 그 주위에 무지개 비슷한 것이 보인다.
- 눈이 무겁고 피곤을 느끼기 쉽다.
- 눈이 아프다.
- 눈에 이물질이 들어간 듯한 느낌이 있다. (이물감)
- 눈이 흐리고 안개가 낀듯 뿌옇게 보인다.

④ 녹내장의 분류

녹내장은 크게 속발(급성)과 원발(만성)로 나눌 수 있다. 속발 녹내장은 외상이나 약제의 부작용 때문에 급작스럽게 녹내장이 발생한 경우고 원발 녹내장은 원인불명으로 시신경이 서서히 파괴되면서 녹내장이 나타난 경우다. 보통 우리가 녹내장이라고 할 때는 후자인 원발 녹내장을 가리킨다.

더 세부적 분류를 하면 다음과 같다.

개방각 녹내장

우각이 점점 좁아지면서 안압이 올라가고 그에 따라 시신경이 파괴되면서 녹내장이 발생하는, 가장 전형적이고 흔한 녹내장이다. '개방각'이라는 말이 앞에 붙은 이유는 방수의 배출구인 '우각'이 개방되어 있기 때문이다. 즉 우각이 점진적으로 좁아지기는 하나 완전히 폐쇄되지는 않았다는 뜻이다.

보통 양쪽 눈 모두에서 나타나며 별다른 자각증상 없이 진행되는 경우가 많다. 앞에서 녹내장에 대해 설명한 내용의 대부분이 이 '개방각 녹내장'에 해당된다고 생각하면 된다.

폐쇄각 녹내장

우각이 폐쇄됨으로써 나타나는 녹내장이며, 보통 급성으로 나타난다. 이 폐쇄각 녹내장을 올바로 이해하려면 우선 방수의 유출 경로에 대해 다시 한 번 자세히 살펴볼 필요가 있다.

방수는 모양체에서 만들어진 뒤 각막과 수정체 사이의 공간을 채운다. 그 '각막과 수정체 사이의 공간'을 '안방'이라고 하는데, 방수는 안구 전체를 채우고 있는 것이 아니라 그 안방만 채우고 있는 것이다. 안구의 구조를 다시 떠올려 보자. 맨 앞에 각막이 있고 그 다음에 홍채와 동공이 있으며 동공 속으로 들어가면 수정체가 나온다. 그리고 수정체 주위를 모양체가 둘러싸고 있다. 따라서 '각막과 수정체 사이의 공간'인 안방은 각막, 홍채와 동공, 수정체를 아우르게 된다. 동공은 말 그대로 구멍이다. 그렇기 때문에 정확히 말하자면 방수는 각막과 홍채 사이, 홍채와 수정체 사이에 존재한다. 이를

테면 안방이 둘로 나누어져 있다고 볼 수가 있는 것이다. 그래서 그 위치에 따라 앞쪽에 있는 '각막과 홍채 사이'는 전안방이라고 하며, 뒤쪽에 있는 '홍채와 수정체 사이'는 후안방이라고 한다.

그러므로 방수의 생성과 유출 경로를 간단히 요약하자면, 방수는 모양체에서 만들어진 뒤 후안방을 지나 전안방을 거친 다음 우각을 통해 빠져나간다고 할 수 있다. 그런데 그때, 외상이나 약제의 부작용 등으로 인해 간혹 동공 부위와 수정체 앞면이 달라붙는 일이 일어난다. 그러면 방수는 전안방으로 빠져나가지 못한 채 후안방에 고여 있게 된다. 물론 그 순간에도 모양체에서는 새로운 방수가 계속 생성되어 후안방으로 흘러들어온다. 따라서 후안방에는 점점 방수의 양이 불어나고 그에 따라 후안방도 공기가 계속 주입되는 축구공처럼 팽창하게 된다.

그러면 어떤 일이 벌어질까? 팽창된 후안방은 본의 아니게 홍채를 점점 앞으로 밀어내게 된다. 그 힘에 의해 홍채는 전안방을 지나 우각으로까지 밀려나다 결국에는 우각을 완전히 막아버리게까지 되는 것이다. 그 결과 안압이 급격히 치솟으면서 오심과 구토, 안통 및 두통, 급격한 시력저하 등의 증상이 나타나는 것이 바로 '속발성 폐쇄각 녹내장'이다.

속발성 녹내장은 한결같이 응급치료를 요한다. 신속하게 안압을 떨어뜨리지 않으면 더 많은 시신경이 급속하게 파괴되어 실명에 이른다. 그러므로 속발성 폐쇄각 녹내장이 발병했을 경우도 1초라도 빨리 병원으로 달려가는 것이 중요하다.

속발성 녹내장

눈의 외상, 염증, 종양이나 오래된 백내장 및 당뇨병 등이 원인이 되어 갑자기 나타나는 녹내장으로 신속한 응급처치를 요한다. 앞서도 말했듯이 속발성 녹내장은 안압이 급격히 치솟기 때문에 그에 따른 자각증상을 뚜렷이 동반한다. 충혈과 안통, 두통, 오심 및 구토 증세와 같은 증상들이 바로 그것이다.

속발성 녹내장과 관련해 일반인이 유의해야 할 사항으로 스테로이드 약제에 대한 것이 있다. 눈이 충혈되거나 부으면 약국으로 달려가 안약을 구입해 눈에 투여하는 경우가 많다. 그러면 눈의 충혈이나 부기가 즉시 가라앉는 효과를 볼 수 있기 때문에 그런 상황이 생길 때마다 상습적으로 그 안약을 사용하게 된다. 그런데 그 안약에는 스테로이드 성분이 들어있다. 그래서 장기간에 걸쳐 안약을 점안하면 약물에 함유된 부신피질호르몬인 스테로이드 성분에 의

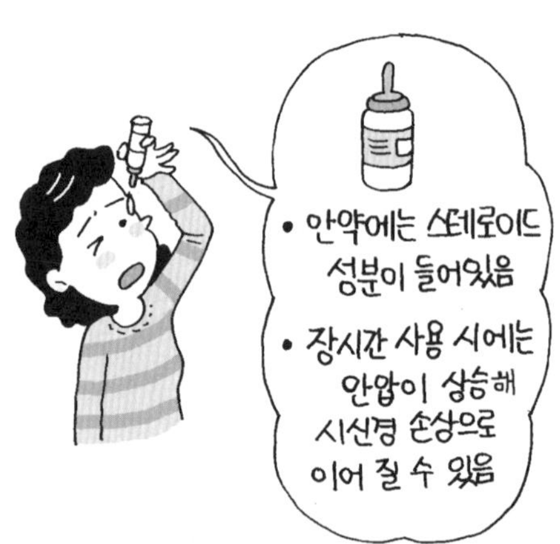

해 자기도 모르게 안압이 상승하는 결과가 초래될 수 있다. 그렇게 하여 유발된 안압의 상승이 시신경 손상을 가져와 속발성 녹내장으로 이어질 수 있으므로 함부로 약제를 사용하는 것은 조심하여야 한다.

정상 안압 녹내장

안압에 대한 시신경의 저항력은 사람마다 차이가 난다. 그래서 안압이 높지 않고 정상 범위인데도 시신경이 망가져 녹내장이 발생하는 경우가 있다. 그런 경우를 '정상 안압 녹내장' 이라 한다.

안압이 정상범위에 있는데도 시신경이 손상되는 이유는 시신경으로 가는 혈액양이 적어서 망막에서 뇌로 신호를 전달하는 세포들이 파괴되기 때문이라고 보고 있다. 아직까지 양방에서는 시력이 더 이상 나빠지지 않도록 조치하는 것 외에는 별다른 치료법이 없다. 그러나 최근 들어 녹내장에서 시신경 혈류의 역할에 대한 관심이 높아지고 있는 추세이므로 이 질환에 대한 새로운 치료법이 개발될 것으로 기대되고 있다.

'정상 안압 녹내장' 이 발생한 환자는 비교적 높은 정상범위의 안압에서도 시신경이 쉽게 손상받기 때문에 정상범위보다 더 낮은 안압을 유지하는 것이 필요하다. 그리고 이 질환은 서양인보다 동양인들에게 더 흔하게 나타나는 것으로 알려져 있다.

선천성 녹내장

태아 시기에 방수유출로가 제대로 만들어 지지 않아 생기는 녹내장이다. 신생아가 눈이 지나치게 크거나 검은 눈동자가 맑지 않으며 눈물을 흘리는 경우에 이 질환을 의심할 수 있다. 유소아는 안압 상승에 의해 안손상이 빠르게 진행되므로 나이에 상관없이 진단이 되면 조기에 수술을 해야 한다.

녹내장 진단은 안압검사, 시신경의 상태(시신경유두의 함몰정도), 전방각 검사, 시야 검사의 결과를 종합해서 판단하게 된다. 안압이 정상범위에 있더라도 시신경과 시야검사에서 이상이 있으면 '정상 안압 녹내장'으로 진단을 내리게 되고, 반대로 안압이 높더라도 시신경과 시야검사가 정상이면 치료는 하지 않고 주기적인 검사만 할 수도 있다.

안압측정

안압의 정상치는 10~21mmHg이고 30mmHg 이상이면 병적인 상태로 간주한다. 하지만 수차 얘기했듯이 안압에 대한 시신경의 저항력은 사람마다 달라서 안압이 정상인 경우에도 녹내장이 발생할 수가 있다. 또 안압이 높은데도 시신경에는 아무런 변화가 없기도 하다. 그러므로 안압 측정은 녹내장 진단에 매우 중요하나 안압만으로 녹내장을 확진하지는 못한다.

전방각경 검사

앞에서 '안방'에 대해 설명한 바가 있다. 안구에서 방수가 채워져 있는 곳을 안방이라 하는데, 그곳은 다시 '각막과 홍채 사이'인 전안방과 '홍채와 수정체 사이'인 후안방으로 나눌 수 있다고 했다. 방수가 빠져 나가는 구멍인 우각은 전안방에 위치해 있다. 이래서 우각을 '전방각' 혹은 '전안방각'이라고도 한다. 전방각경이란 바로 그 우각을 검사하는 특수렌즈를 가리키는 것이다. 그 특수렌즈를 환자의 눈에 대고 전방각(우각)의 모습을 검사하여 녹내장을 진단하는 데 도움을 받게 된다.

안저 검사

안저(眼底)는 안구 내부 후면에 해당하는 곳으로, 망막이 자리 잡고 있는 지점이다. 녹내장은 시신경이 손상되어 발생하는 질병이므로 녹내장을 진단할 때 시신경 상태를 살피는 것이 필수다. 그래서 안저 검사를 통해 시신경의 상태를 확인하는 것이다.

시신경은 망막에서 출발하여 맥락막과 공막을 뚫고 안구 바깥으로 나가, 대뇌가 자리 잡고 있는 두개강 안으로 들어가게 된다. 그때 안구 바깥으로 뻗어나간 망막 부위를 '시신경 유두'라고 하는데, 시신경이 손상되었다는 말은 바로 그 '시신경 유두'가 손상되었다는 뜻이다. 가령 방수 배출에 이상이 생겨 안압이 상승한 경우를 생각해 보자. 안구 내의 압력이 올라감에 따라 안구도 팽창할 것이다. 그러면 팽창된 안구는 안구 바깥으로 뻗어나와 두개강을 향하고 있는 시신경 유두를 자꾸 뒤로 밀어내면서 압박하게 된다. 즉 시신경 유두가 짓눌리게 되는 것이다. 그 결과 시신경 유두가 함몰되는데, 시신경의 저항력이 강한 사람이라면 그렇다 해도 문제가 없거나 문제가 있어도 그리 심각하지 않겠지만 그렇지 않은 경우 대부분은 녹내장이 발생하게 된다. 그리고 녹내장의 진행될수록 시신경 유두의 함몰 부분이 확대되고 창백 정도 또한 심해진다.

안저 검사는 이와 같은 시신경 유두의 상태를 관찰하는 것으로서, 녹내장 진단에서 가장 중요한 비중을 차지하는 검사라고 하겠다.

시야검사

물체를 볼 수 있는 범위가 어느 정도인가 측정하는 검사다. 녹내장이 발생하면 시력에 앞서 시야에 먼저 장애가 생긴다. 주변시력을 담당하는 시신경이 먼저 손상을 입기 때문에 양쪽 눈 가장자리부터 차츰차츰 보이지 않게 되는 것이다. 따라서 시야검사를 하면 시신경의 장애가 어느 정도인지를 가늠할 수가 있다.

사물을 볼 수 있는 범위가 좁아지는 상태를 시야결손이라고 하는데, 정상인의 시야는 눈과 목을 움직이지 않는 상태로 좌우 약 200도 정도 범위까지 볼 수 있다. 그러나 녹내장에 의하여 시야결손이 생기면, 주변부부터 볼 수 있는 범위가 줄어들며 중심부도 사물이 정확하게 보이던 것이 조금 희미하게 보인다든지 더 나아가서 완전히 보이지 않게 된다.

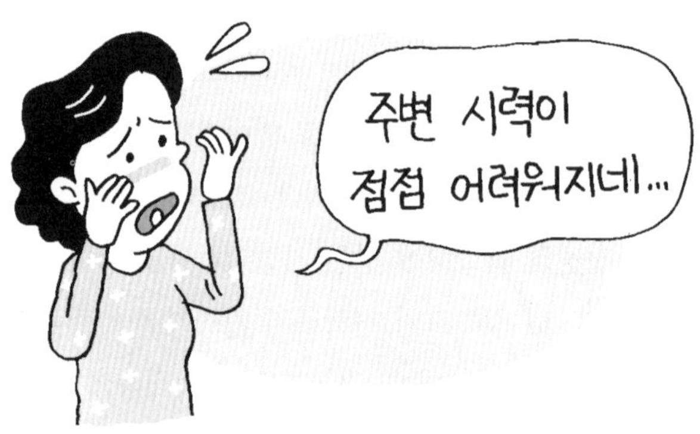

6 녹내장의 치료법

현재 양방에서 녹내장은 완치가 불가능하고 고혈압이나 당뇨처럼 평생 관리해야 하는 질환으로 간주된다. 그래서 녹내장 진단을 받은 환자는 그날부터 평생 약물, 레이저 치료, 수술 등의 방법으로 안압을 조절해야 한다.

약물치료 중 가장 많이 이용되는 방법으로 점안약과 내복약을 사용한다. 이러한 약은 방수의 배출을 돕거나 방수의 생성을 감소시켜 안압을 떨어뜨린다. 이러한 약물치료는 규칙적으로 지속해야 효과적이다. 치료를 해서 증상이 일단 안정되었다고 하더라도 치료를 중지하면 다시 나빠질 수 있기 때문이다. 가령 혈압하강제를 복용하던 고혈압 환자는 '이제는 됐겠거니, 내가 좋은 생활습관을 유지하면서 운동을 열심히 하면 혈압이 오르지 않겠지' 하는 생각에 약 복용을 중지하면 당장 혈압이 오르는 것과 같은 이치다.

약물요법이 별 효과를 얻지 못하면 레이저 치료를 하게 된다. 레이저를 이용하여 홍채에 작은 구멍을 뚫음으로써 방수의 배출을 원활하게 해 안압을 떨어뜨리는 방법이다. 그런데 레이저 치료를 해도 녹내장이 잘 조절되지 않으면 수술을 해야 한다. 수술을 하더라도 손상된 시신경이 복원되는 것은 아니다. 한번 손상된 시신경은 절대 재생되지 않기 때문에 수술 또한 시신경 복원을 목적으로 하지 않는다. 새로운 방수 배출구를 만들어서 '방수 배출 촉진-〉 안압 하강 유도 -〉 그를 통해 더 이상의 시신경 손상 예방'에 주안점을 두게 되는 것이다.

그러므로 40세 이상의 성인은 1년에 1회 정도는 안과에서 꼭 녹내장에 대한 검사를 받는 것이 필요하다.

녹내장의 한의학적 관점

한방에서는 녹내장을 오풍내장(五風內障)이라고 하며, 병세가 매우 급하게 나타나서 바람처럼 잘 전변(轉變)하는 질환으로 본다. 그래서 오풍내장은 '오풍변(五風變)'이라고도 불린다. 오풍내장은 진행 경과와 동인(瞳人)의 변화 형태, 그리고 색에 따라 다시 청풍(靑風), 녹풍(綠風), 오풍(烏風), 흑풍(黑風), 황풍(黃風)으로 분류한다. 다시 말해 이 다섯 가지 종류를 통틀어 오풍내장(五風內障)이라고 하는 것이다.

그리고 녹풍내장의 초기에 병세가 급격히 나타날 때의 증상을 따로 떼어 내 뇌두풍(雷頭風)이라고 한다. 뇌두풍은 서양의학으로 치면 '속발성 폐쇄각 녹내장'에 해당되기 때문에 병세가 위중하다. 그래서 독자적으로 취급하는 것이다. 또한 오풍내장의 주요한 증상 중의 하나가 눈동자가 커지는 동인산대(瞳人散大)다. 동인산대의 정도와 고착화에 따라 오풍내장의 진행 정도를 가늠할 수가 있다. 따라서 한의학에서는 동인산대 또한 녹내장의 한 종류로 간주하여 치료한다.

녹내장의 한의학적 분류

뇌두풍(雷頭風) ●────────────

뇌두풍은 녹풍내장의 초기에 증세가 급격히 나타나는 것으로서, 서양의학에서 말하는 '속발성 폐쇄각 녹내장'과 유사한 증상을 보인다. '속발성 폐쇄각 녹내장'은 안압이 급격히 치솟아 급속한 시신경의 파괴가 일어나는 질환이다. 안압이 급격히 치솟으면 필연적으로 극심한 안통과 두통, 오심과 구토 증세를 동반할 수밖에 없다.

그런 것처럼 뇌두풍도 격렬한 두통과 함께 머릿속에서 마치 우레가 울리는 것 같은 느낌이 들면서 사물이 혼몽해진다. 그를 두고 '굉굉뇌명(轟轟雷鳴)한 두풍(頭風)'이라 표현하는데, 풍열이 위로 올라와 눈동자와 상충을 일으키는 과정에서 그러한 증상을 유발하게 된다. 또한 극심한 안통과 한쪽 눈 혹은 양쪽 눈에서 시력 저하와 같은 증상들이 나타나며 안통과 그에 따른 동공반사가 결합되어 동공산대(동공이 커지는 증상)가 일어난다.

뇌두풍을 치료할 때는 일반적으로 사간산, 청진탕, 삼황거열전 등을 가감하여 활용한다.

동인산대(瞳人散大)

동인(瞳人)은 눈동자를 일컫는 용어다. 그리고 산대(散大)는 '퍼져서 크게 되었다'는 뜻이다. 사람이 죽을 때 눈동자가 열리면서 눈이 커지곤 하는데 그때도 '산대되었다'는 표현을 사용한다. 어쨌든 '동인산대'는, 그렇기 때문에 '눈동자가 커지는 증상'이라고 할 수 있다.

동인산대 중에서도 동공이 산대되는 것은 앞서 설명한 바처럼 뇌두풍으로 극심한 안통 및 두통이 발생될 경우에 나타난다.

동인산대는 지백지황환, 신기환, 자음지황탕 등을 가감하여 활용함으로써 치료한다.

청풍내장(靑風內障)

서양의학에서의 녹내장 초기와 유사한 질환이다. 초기는 경미한 두통, 현훈, 안구 팽창감이 나타나고, 점차적으로 동공이 가볍게 혼탁해진다. 그에 따라 마치 청산(靑山)에 연기가 자욱한 것처럼 동공이 담청색 혹은 담회색을 띠면서 사물이 혼몽해지는데, 이 질환의 명칭에 '청풍(靑風)'이라는 말이 붙은 까닭은 그 때문이다.

청풍내장의 치료에는 단치소요산, 용담사간탕, 영양각산, 기국지황환, 주경환 등을 가감하여 활용한다.

녹풍내장(綠風內障)

오풍내장(五風內障)의 병변 중에서 가장 발병이 급하고, 병세가 심하게 발생하는 질환이다. 녹풍내장 초기에 증세가 급격히 나타나는 증상이 '뇌두풍'이라고 할 수 있다. 녹풍내장의 증상으로는 눈알이 딱딱해지고 동공이 산대되면서 동공의 색이 담록색으로 혼탁하게 변한다. 질환의 명칭에 '녹풍'이라는 말이 붙은 것은 이 때문이다.

녹풍내장은 시호소간산, 자음강화탕, 용담사간탕 등을 가감하여 활용함으로써 치료한다.

황풍내장(黃風內障)

청풍, 녹풍내장을 치료하지 않고 오랫동안 방치해 두었을 때 나타나는 질환으로, 녹풍내장의 말기에 해당한다. 동공산대된 것이 축소되지 않고, 동공이 회황색 혹은 황백색으로 혼탁해지며, 검은 자위도 회암색으로 변하여 혼몽해진다. 서양의학에서 녹내장이 급성기가 지나 만성기로 이행되면 각막부종, 홍채 주변 전유착, 시신경 유두 함몰 및 위축의 증상이 나타나는데 그와 유사한 것으로 보고 있다.

양방에서 녹내장은 불치병이다. 시신경이 더 이상 손상되지 않도록 평생 안압을 관리하는 수밖에 없다. 한방의 고대 의서에서도 황풍내장은 '이 병에 걸린 사람은 10에 1명도 낫지 않는다'고 기술하고 있다.

흑풍내장(黑風內障) ●━━━━━━━━━

녹풍내장이 어느 정도 진행된 질환이다. 동공 내부가 흑색으로 혼탁하게 변하고 사물이 혼몽해지는 증상이 나타나는데, 서양의학에서 만성화된 녹내장의 증상과 비슷하다.

오풍내장(烏風內障) ●━━━━━━━━━

흑풍내장과 비슷하며 명칭에 '오풍(烏風)'이라는 말이 붙은 이유는 동인의 색이 까마귀 색처럼 변하기 때문이다.

⑧ 녹내장의 일반적인 한방 치료법

눈은 간장기능을 나타내는 창문이며 간의 기능이 눈으로 통하므로, 한의학에서는 눈 질환을 치료할 때 간장 기능의 여하를 중요시한다.

우선 정지내상(情志內傷)으로 간기울결한 증상이 나타났을 때를 생각해 볼 수 있다. 정지내상(情志內傷)은 글자 뜻 그대로 감정과 생각 때문에 내상을 입는다는 뜻이다. 즉 화를 내거나 생각을 많이 하거나 슬픔에 빠져 있으면 간기가 울결해져서 그에 따른 열이 눈으로 올라가 녹내장을 일으킨다는 것이다. 그런 경우에는 시호소간산·단치소요산을 가감하여 투여한다.

그 다음으로는 간담화열(肝膽火熱)이 극심하거나 풍열, 담화(痰

火)가 원인이 되어 간에 열이 났을 경우다. 그런 때는 영양구등음, 용담사간탕을 가감하여 투여함으로써 치료한다.

한의학에서는 간과 신장을 근원이 같은 장기로 본다. 그리하여 간 기능은 신장 기능의 여부에 따라 좌우되는 바, 다음으로 생각해 볼 수 있는 경우가 진음휴손(眞陰虧損)으로 허화상염(虛火上炎)했을 때다. 진음은 신음(腎陰)과 같은 뜻으로, 진음이 휴손하다는 말은 신장의 진액이 부족하다는 의미다. 그래서 허화상염(虛火上炎), 즉 거짓 열이 생겼다는 것이다. 허화상염은 음기가 부족하여 양기가 위로 뜨게 되었을 때 차가운 증(證)이 생기는 것을 가리키는데, 차가운 증이라고는 하나 겉으로 드러나는 증상은 열이 있을 때와 같다. 그래서 그것이 간 기능을 해치고 결과적으로 녹내장을 유발한다는 말이다. 그런 경우에는 자음강화탕, 지백지황환을 가감하여 투여함으로써 치료한다.

⑨ 녹내장 예방법

음주

적당한 음주가 건강에 좋다는 사실은 이미 많이 알려져 있다. 심장병 같은 심혈관 질환의 예방에도 적당한 음주는 도움이 되며 안압을 하강시키는 데도 효과가 있다. 술은 몸에서 받아들이는 수분의 양을 감소시킨다. 그 결과 안구 내에 있는 방수의 양도 줄어들게 되는 것이다.

그러나 음주와 관련해서 잊지 말아야 할 것이 있다. 술은 '적당한' 양일 때에만 이롭다는 점이다. 과음이나 폭음은 오히려 건강을 해치는 독이다.

한번 술을 마실 때 적당량은 소주 다섯 잔 미만이다. 다섯 잔 이상을 마시면 과음의 기준에 해당되므로 술자리가 있다 해도 다섯 잔 미만이라는 기준을 지켜야 한다. 그리고 한 번 술을 마시고 적어도 3일은 음주를 금함으로써 간이 해독할 수 있게 해주어야 한다.

흡연

흡연은 안압의 상승을 부추길 뿐만 아니라 혈관을 수축시킨다. 혈관이 수축되면 혈관을 흐르는 혈액의 양도 감소될 수밖에 없다. 혈류량이 줄어들면 무슨 일이 생길까. 혈액이 우리 몸 곳곳에서 필요로 하는 만큼 충분히 공급되지 못해 차츰차츰 건강을 해치게 된다. 녹내장과 관련해서도 마찬가지다. 혈관이 수축되면 시신경으로 가는 혈류량도 줄어들어 시신경 손상을 가속화시키게 된다. 뿐만 아니라 흡연 후에는 일시적으로 안압이 상승한다는 연구결과도 나와 있다. 그러므로 녹내장 환자는 금연을 하는 것이 바람직하다고 하겠다.

운동

흡연과 반대로 운동을 하면 혈관이 확장된다. 그래서 혈액순환이 원만하게 되고 우리 몸은 필요한 만큼의 혈액을 차질없이 공급받을 수 있게 된다. 시신경 손상은 시신경으로 가는 혈류량이 줄어들었을 때도 발생한다. 특히 '정상 안압 녹내장'인 경우가 그렇다. 그렇기 때문에 녹내장 환자가 운동을 하는 것은 권장할 만한 습관이라 하겠다.

하지만 운동이 좋다고 해서 모든 운동이 다 그런 것은 아니다. 녹내장 환자에게 무산소 운동은 오히려 해가 될 수 있다. 무산소 운동에는 헬스클럽에서 하는 웨이트 트레이닝, 역기 들기, 팔씨름, 단거리 전력질주 등이 포함된다. 그런 운동은 오히려 안압을 상승시킨다는 연구결과가 서양의학계에 보고된 바가 있다.

반면에 걷기 운동과 같은 유산소 운동은 위에서 언급한 대로 녹내장 환자에게 도움이 된다. 유산소 운동 직후에는 안압이 일시적으로 하강한다는 연구결과도 나와 있는 상태다.

그렇기 때문에 녹내장 환자인 경우에는 되도록 유산소 운동을 하고 무산소 운동을 꾸준히 해온 사람이라면 담당 의사와 상의한 뒤에 그것을 계속 할 것인지를 결정하는 것이 좋다.

커피

카페인은 흡연처럼 안압을 상승시키고 혈관이 수축하도록 한다. 그러므로 녹내장 환자가 커피를 즐겨 마시는 것은 좋지 않다. 디카페인 커피를 마실 때에도 꼭 담당의사와 상의한 뒤에 마시도록 하며, 커피는 물론 물이나 기타의 차들도 다량으로 마시는 것은 삼가야 한다. 수분을 많이 섭취하면 방수의 양을 증가시킬 수 있기 때문이다. 그 외에 특별히 피해야 할 음식은 없다.

기타

독서와 TV 시청, 컴퓨터 작업을 장시간 동안 하는 것은 좋지 않다. 어두운 곳에서 하는 것은 더욱 안 좋다. 집에서 비디오나 DVD를 볼 때도 불을 환하게 켠 채로 보는 것이 바람직하다. 그외 당뇨나 고혈압 같은 전신질환이 있는 사람은 이 질환들이 악화되지 않도록 주의해야 한다. 이 질환들이 악화되면 그 영향이 고스란히 눈에 미치기 때문이다. 지나친 성생활도 눈 기능을 저하시킬 수 있으므로 적당히 즐기는 지혜가 필요하다.

안압을 상승시키고 시신경을 손상시키는 습관	흡연, 카페인 섭취, 무산소 운동, 물이나 음료수를 많이 마시는 것, 어두운 곳에서 독서와 TV 시청, 영화감상 등을 오래 하는 것, 과음 및 폭음
안압을 떨어뜨리고 시신경 손상을 방지하는 습관	유산소 운동, 적절한 음주(소주 5잔 미만), 금연

망막박리증

 **망막박리증이란?**

망막박리는 퇴행성 눈 질환의 하나로, 말 그대로 눈의 망막층이 '박리(찢어져)' 되었다는 뜻이다. 그래서 그 찢어진 곳으로 눈속의 유리체가 스며들어 망막이 안구 내벽으로부터 들떠 있다는 말이다. 사물의 상이 맺히는 망막은 안구의 뒤쪽 내벽에 벽지처럼 붙어있다. 그런데 어떤 이유로 인해 망막의 일부가 찢어져서 그 안으로 수분이 새어 들어오면 장마철 벽지처럼 망막이 들뜨게 된다. 그리하여 망막이 원래 달라붙어 있던 안구 내벽으로부터 떨어져 나오는 병적인 상태가 바로 '망막박리증'인 것이다.

망막이 박리되어 들뜨면 망막에 영양공급이 제대로 이루어지지 않아 시세포가 제 기능을 발휘하지 못한다. 그래서 시야결손과 시력저하 증상이 나타나고 방치하면 그 범위가 점점 확대되면서 영구적인 망막위축이 발생한다. 인구 1만 명당 1명 꼴로 발생하는 것으로 알려져 있으며, 오랫동안 방치하여 영구적인 망막위축이 발생하면 실명에까지 이를 수 있는 무서운 질환이다.

② 망막박리증의 원인

망막박리증은 유리체가 망막으로부터 밀려나고 위축됨으로써 발생한다. 유리체는 젤 타입으로 되어 있으며 망막에 유착되어 있다. 그런데 어떤 이유 때문에 원래 젤 타입인 유리체가 액화되거나 일부에 흉터가 생겼다고 생각해 보자. 그러면 유리체는 힘없이 흐물흐물해지고 일그러지게 될 것이다. 그러한 위축은 대부분 눈에 손상을 일으키지 않으나 유리체가 망막에 강하게 유착되어 있을 경우, 또한 망막이 얇은 경우에는 사정이 달라진다. 흐물흐물해지고 일그러진 유리체는 안구 내부에서 이리저리 밀리면서 자신과 강하게 유착되어 있는 망막까지도 잡아당기게 되는데, 그때 유리체가 망막에 강하게 유착되어 있거나 망막이 얇은 경우에는 망막이 찢어지게 되는 것이다. 그리고 그 찢어진 틈으로 액화된 유리체, 즉 거의 물처럼 된 유리체가 스며들어 망막이 안구 내벽으로부터 들뜨는 망막박리증이 발생하는 것이다.

유리체가 액화되거나 일부에 흉터가 생기는 이유는 보통 노화나 고도 근시, 외상 등에서 찾을 수 있다. 사람이 나이가 들면 유리체도 그에 따라 노화를 한다. 유리체가 노화한다는 것은 원래 젤 타입이었던 것이 점차 물처럼 흐물흐물해진다는 뜻이다. 그래서 망막박리증은 40세 이상의 사람에게서 잘 나타난다.

하지만 고도 근시가 있다면 젊은 나이에도 망막박리증에 걸릴 가능성이 있다. 고도 근시는 안구의 축이 지나치게 긴 경우다. 다시 말해 안구의 크기가 비정상적으로 길어지는 과정에서 망막이 잡아당겨지고 박리될 수가 있다. 고도 근시는 그뿐만 아니라 녹내장, 황반변성 같은 다양한 눈 질환에 걸릴 확률이 높다. 따라서 고도 근시 환자는 고도 근시가 단순한 근시가 아니라 '질병'의 하나임을 명심하고 정기적으로 안과 검진을 받는 것이 바람직하다.

그 외에 눈에 상처를 입어 유리체에 흉터가 생긴 경우나 당뇨 등의 합병증으로도 망막박리증이 발생할 수 있으며 망막이상의 가족력을 가진 사람, 또는 눈 수술을 경험한 사람에게서도 잘 발생하는 경향이 있다.

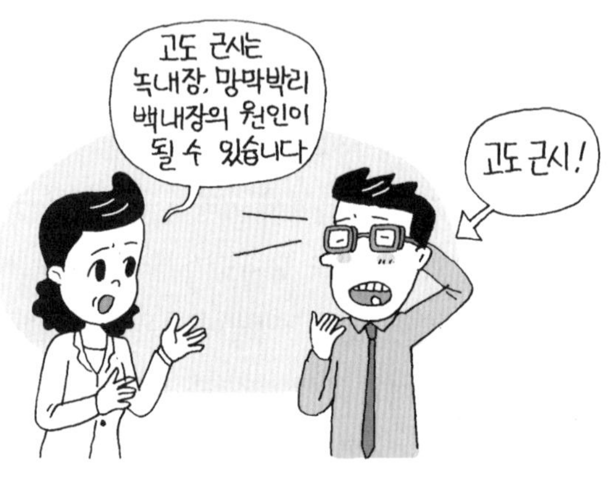

3 망막박리증의 증상

초기에 눈앞이 번쩍거리고 먼지 같은 물체가 보이는, 비문증 증상이 나타난다. 망막에 열공(구멍)이 생길 때나 망막혈관이 상하면 심한 유리체 출혈을 동반하는 수가 있다. 이런 경우 갑자기 실명상태에 이르나 대개 1~2주 후 유리체 출혈이 흡수되면서 시력이 어느 정도 회복된다. 이때 자세히 검사하면 망막 열공이나 망막박리가 발견된다.

망막박리증은 대개 주변부에서 시작하므로 시야의 결손도 주변부부터 일어난다. 위쪽이 박리되면 아래쪽에, 아래쪽이 박리되면 위쪽에 시야결손이 나타난다. 박리가 진행되면 시야결손이 차차 확대되어 마치 눈앞에 검은 장막이 쳐진 것처럼 느껴진다. 그리고 황반부(망막의 중심부)가 박리되면 중심시력이 심하게 저하하며, 색각장애와 물체가 일그러져 보이게 된다.

망막이 윗부분부터 떨어질 때는 망막하액의 중력작용으로 망막박리의 확산속도가 빨라져 수 시간만에 전체의 망막이 박리될 수도 있으며, 반면에 망막하부에 부분적으로 박리된 상태에서 수개월동안 고정될 수도 있다. 그러나 대개는 수일 내에 망막전체가 박리가 되고 안압은 대개 정상보다 낮다.

④ 망막박리증의 종류

열공성 망막박리

망막에 열공(구멍)이 생겨 액화된 유리체가 망막하로 스며들어 망막이 안구 내벽에서 떨어지는 경우로, 대부분의 망막박리가 이에 속한다. 망막에 조그맣게 구멍이 생긴 것을 알 수 있다.

비열공성 망막박리

망막에 열공이 생기지 않은 상태에서 망막박리가 일어난 경우다. 이 경우는 보통 당뇨 합병증인 당뇨망막병증, 포도막염, 망막혈관염 같은 질환이 원인이 되어 발생한다. 비열공선 망막박리는 다시 '견인성 망막박리'와 '삼출성 망막박리'로 나눌 수 있는데, '견인성 망막박리는' 안구 내 섬유조직에 의해 망막이 견인됨으로써 망막이 안구 벽에서 떨어지게 되는 것이다. '삼출성 망막박리' 는 맥락막에서 혈액이 새면서 안구 내 종양, 삼출성 망막염, 임신중독증과 같이 삼출액이 망막 아래에 고임으로써 생긴다.

⑤ 망막박리증과 함께 나타나는 다른 증상

망막박리증을 오랫동안 방치하면 박리된 범위가 넓어지면서 망막전체가 박리된 상태로 발전한다. 그럴 경우에는 백내장, 안구 내 출혈, 망막박리증이 합병되고 망막위축은 물론 더 심한 경우에는 안구의 크기가 줄어드는 '안구위축' 으로 진행되기도 한다. 그런 경우 실명이 되는 것은 물론이다.

망막박리는 안구의 종양, 심한 염증 또는 당뇨망막병증의 합병증으로 발생할 수 있으며 이렇게 이차적으로 발생한 망막박리는 망막에 열공을 만들지 않기 때문에 망막박리를 일으킨 질환을 치료하여 망막을 정상적인 위치로 되돌린다.

⑥ 망막박리증의 양방적인 진단과 치료법

망막박리증은 안구의 내부 검사와 안저 검사, 시야검사, 초음파 검사의 결과를 종합하여 진단한다. 망막박리증은 유리체가 액화되고 일부에 흉터가 생긴 것이 원인이 되어 망막이 들뜨게 되는 것이므로 안구 내부를 검사하여 유리체와 망막의 상태를 살피는 것이 필수적이다. 이를 위해 검안경과 세극등 현미경으로 검사를 한다.

또한 안저를 촬영해 안구 내 검사에서 놓친 손상과 혈관의 상태를 관찰한다. 그런데 유리체 출혈이나 백내장 등으로 안구 내부가 혼탁하면 망막의 상태를 제대로 관찰할 수가 없다. 초음파 검사는 그런 경우에 망막의 상태를 살피기 위해 이용된다.

망막에 열공이 생겼으나 아직 망막박리를 일으키지 않은 경우에는 즉각적인 치료로 망막박리를 예방할 수 있다. 레이저로 열공을 지져줌으로써 망막박리로 발전하는 것은 막게 된다. 그러나 일단 망막이 박리가 되면 수술을 통해서만 치료가 가능하다.

대부분의 망막박리는 '열공성 망막박리' 다. 그런데 망막은 신경조직이기 때문에 직접적인 봉합이 불가능하다. 따라서 수술을 한다고 해서 망막에 생긴 열공이 다시 봉합되는 것은 아니다. 열공성 망막박리 수술은 들떠 있는 망막을 다시 안구 내벽에 유착시켜 주는 게 목적이며, 열공 주위의 망막을 망막색소상피에 접합시켜 영구적 유착을 꾀한다.

'견인성 망막박리' 는 안구 내에 섬유조직이 증식되고 증식된 섬유조직에 의해 망막이 견인된 경우다. 따라서 '견인성 망막박리' 는 유리체 절제술을 통해 그 섬유조직을 제거하여 치료한다.

'삼출성 망막박리' 는 근본적으로 맥락막에서 혈관이 새서 발생하는 것이다. 그래서 수술보다는 레이저를 사용한 광응고 치료법이 이용된다. 광응고(光凝固)는 열로 혈관이 새는 부위를 구움으로써 응고시키는 것이다. 그렇게 하면 더 이상 맥락막의 혈관이 새지 않을 것이고 삼출액이 망막 아래에 고이지 않게 되는 것이다.

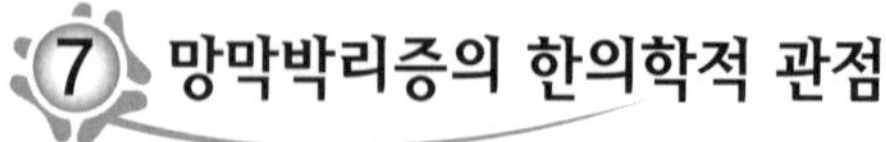

7 망막박리증의 한의학적 관점

한방에서는 망막 또는 시신경 질환을 안혼(眼昏), 안맹(眼盲)이라 한다. 안혼에서 '혼(昏)'은 눈이 어두워졌다는 뜻으로 자각적으로 시야가 뚜렷이 밝지 않음이 느껴지는 시력저하 증상이며 안맹에서 맹(盲)은 시력저하가 심해져서 완전히 시력을 상실한 경우, 즉 사물을 볼 수 없는 실명을 의미한다.

망막박리는 안혼, 안맹의 대표적인 질환으로 한의학적인 질환명은 형성만목(螢星滿目)이다. 螢星滿目의 한자를 보자. '반딧불 형, 별 성, 찰 만, 눈 목'이 쓰였다. 그러한 글자가 쓰인 까닭은 형성만목이 발생하면 눈동자에 외적인 증상 변화가 없이 눈앞에 반딧불 빛이나 미세한 별빛 같은 것이 현란하게 나타나거나 전광, 섬광이 보이며 심하면 화염(火焰)이 간헐적으로 비치는 듯한 느낌이 들기 때문이다. 서양의학에서 망막에 열공이 생기고 망막이 박리되거나 유리체가 박리될 때 나타나는 섬광증과 비슷한 증상이다. 형성만목이나 망막박리, 유리체박리는 초기에 비문증이 나타나고 심하면 시력장애까지 동반된다는 공통점이 있다.

8 망막박리의 일반적인 한의학적 치료법

안맹, 안혼은 신장의 음정(陰精)이 손상되거나 담화나 화열 등으로 인해 발생한다. 따라서 보수영신탕(補水寧神湯)과 대보원전(大補元煎)에 원지(遠志), 산조인(酸棗仁), 용안육(龍眼肉)을 배가하여 사용하고, 음기의 부족으로 허열이 심해지는 음허화왕(陰虛火旺)이 보이면 자음강화탕(滋陰降火湯)을 투여하며 가미감리환(加味坎離丸)을 사용함으로써 치료한다.

⑨ 망막박리증의 예방법

본인이 망막박리가 있거나 가족 중에 망막박리 환자가 있을 경우에는 눈에 조그마한 충격이라도 피해야 하며 정기적인 검진을 받아야 한다. 고도 근시, 무수정체안 등 망막박리의 원인소인을 가지고 있는 사람들도 마찬가지다. 그런 경우에는 눈에 조금이라도 이상감이 느껴지면 지체하지 말고 병원으로 가서 검진을 받도록 해야 한다.

그리고 일상생활을 하는 가운데서도 신장 기능에 영향을 주는 과도한 성관계를 피하고 간 기능에 영향을 미치는 과음, 과로 등을 삼가는 등 눈의 피로를 막기 위해 노력해야 한다. 또 음식물의 섭취에 있어서도 눈에 좋은 비타민A가 풍부하게 함유된 간, 치즈, 버터, 달걀노른자, 시금치, 당근, 파슬리 등의 식품을 먹고 마늘이나 고추, 생강, 초콜릿 등 자극성이 강해 눈에 충혈을 일으킬 수 있는 음식물은 가능하면 삼가는 게 좋다. 이와 함께 수시로 휴식을 통해 눈의 피로를 풀어주고 몸과 마음의 안정을 취하는 것도 반드시 필요하다.

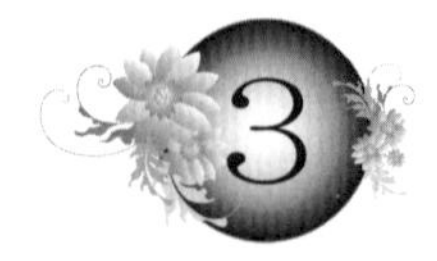

망막색소변성증

1 망막색소변성증이란?

망막에 있는 시세포가 퇴화함으로써 시야 장애와 시력 손실을 가져오는 질환이다. 시세포에는 두 가지 종류가 있다. 하나는 간상세포(막대세포)로, 막대기 모양으로 되어 있으며 명암과 사물의 대략적인 윤곽을 식별하는 역할을 담당한다. 양 눈에 각각 1억 2000만 개 정도가 있고 주로 망막의 주변부에 분포하고 있다. 빛의 양이 적을 때 더욱 민감하게 반응하여 어두운 곳이나 야간의 시력을 담당하고 주변부 시야의 사물이나 움직임을 포착할 수 있게 한다.

다른 하나는 원추세포(원뿔세포)인데, 색을 구분하거나 세밀한 부분을 볼 수 있도록 해 주는 세포이며 주로 망막의 중심 부분에 분포한다. 망막에 약 600만~700만 개가 존재하며 망막의 중심부인 황반 부분에 밀집해 있다.

망막색소변성은 기본적으로 망막의 광 수용세포인 간상세포와 원추세포가 변성되어 나타나는 질환이다. 간상세포가 변성이 되면 야맹증이 나타나고, 점차 외곽시야가 좁아져 터널과 비슷하게 가운데만 보이는 터널시야(tunnel vision)가 된다. 원추세포에 변성이 생기면 영상이 희미해지고 글자를 읽을 수 없고 얼굴을 알아보지 못하게 된다.

일반적으로 유년기에 야맹증을 시작으로 수십 년에 걸쳐 시야가 점점 좁아지면서 시력이 떨어지다가 결국은 실명에 이르는 희귀병이다. 국제 의학계에 알려진 환자 수는 전체 인구의 0.003~0.005%선이며 국내에는 1만~1만 5000여명의 환자가 있는 것으로 추정된다.

② 망막색소변성증의 주요 증상

초기 증상으로는 어두운 장소에서나 밤에 잘 보지 못하는 야맹증이 나타나는 것이 일반적이며 차츰 주변시야가 좁아지는 것을 느끼게 된다. 병의 진행 속도는 대부분의 경우, 본인도 느끼지 못할 정도로 서서히 수십 년에 걸쳐 진행된다. 그러나 증상이나 진행 속도는 개인차가 매우 커서 주변시야를 상실하고도 중심시력만으로 정상 활동을 하는 사람이 있는 반면, 젊은 나이에 시력을 상실하는 사람이 있을 정도로 다양하게 발현된다.

야맹증

야맹증은 망막색소변성의 초기 증상이다. 시세포 중에서도 먼저 퇴화를 하는 것이 간상세포인데, 망막의 주변부에 분포하고 있는 간상세포는 빛의 양이 적을 때 매우 민감하게 반응하는 성질이 있다. 야간에 우리가 앞을 볼 수 있는 것은 그러한 간상세포의 기능 덕분이다. 그런데 그런 간상세포가 퇴화하면 갑자기 어두운 곳에

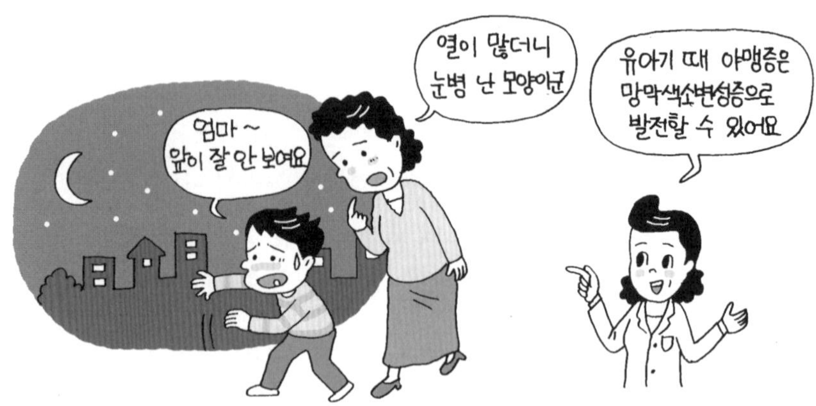

들어갔을 때 적응을 잘 못하거나 정상인에 비해 밤눈이 어두운 야맹 증상이 나타난다. 야맹증을 겪게 되면 저녁 퇴근 무렵이나 밤에 외출할 경우 문제가 생기기도 하고 조명이 어두운 실내에서도 생활이 불편해진다. 또한 밝은 곳에서 어두운 곳으로 이동할 때뿐만 아니라 반대로 어두운 곳에서 밝은 곳으로 이동할 때도 주변 상황 적응이 둔해진다.

야맹증은 망막색소변성의 초기 증상으로, 유아기 때 야맹증을 가지고 있는 어린이는 망막색소변성증으로 발전할 가능성이 있다.

눈부심 현상

눈부심 현상은 빛이 강한 경우 주변 상황을 판단하는 데 상당한 장애를 느끼는 증상으로, 망막변성 질환을 가진 사람들에게 흔히 나타난다. 또한 이러한 증상을 느끼는 사람들의 대부분은 야맹증을 동반하는 경우가 많으므로 어두운 곳에 들어갈 때도 항상 조심을 해야 한다. 눈부심 현상이 나타났을 때는 선글라스나 챙이 넓은 모자를 쓰면 많은 도움이 된다.

시야협착 (주변시야 상실)

망막색소변성이 진행되면 간상세포가 점점 퇴화를 한다. 그래서 야맹증이 나타나고 주변 사물을 볼 수 있는 시야가 점점 좁아지게 된다. 시야협착이 계속 진행되어 주변시야가 거의 상실되면 흡사 터널에서 가운데만 빛이 통과하는 것과 같은 상태가 되는데, 이를 터널시야(tunnel vision) 혹은 관모양시야(tubular vision)라고 한다.

시야협착이 진행돼도 초기에는 중심부와 가까운 것은 정확하게 보인다. 그러나 시야협착이 진행될수록 그것마저 점차 희미하게 보이거나 심한 경우에는 조금 보이던 것마저 거의 볼 수 없게 된다.

시야협착 때문에 나타나는 증상으로는 문이나 전신주 등에 부딪혀 다치는 일이 생기기도 하고, 앞이나 옆에 있는 물건이나 사람들을 미처 파악하지 못하여 넘어지거나 실수하기도 하며, 발밑에 있는 물건을 발로 차는 일이 잦아지고 주변 상황 파악이 둔해진다.

중심시력 상실

망막색소변성이 계속 진행되면 후기에는 망막의 중심부(황반)에 밀집되어 있는 원추세포도 퇴화한다. 원추세포는 색과 사물의 윤곽을 뚜렷이 구별할 수 있도록 해주기 때문에 그것이 퇴화되었을 경우에는 사물의 모양이나 윤곽이 찌그러져 보이고 점점 책을 읽기 어렵게 된다. 예를 들어 바둑판의 중심점을 바라보았을 때 황반변성이 있거나 망막색소변성의 진행으로 원추세포에까지 변성이 생겼을 경우, 바둑판 모양이 선이 휘어 보이거나 찌그러져 보이게 된다. 그런데 망막 중심에 부종이 있을 경우에도 그와 비슷한 현상이 나타날 수 있으므로 정확한 진단 감별이 필요하다.

③ 망막색소변성의 원인

현재 정확한 원인은 밝혀지지 않았지만 유전적 질병으로 보는 견해가 지배적이다. 우성, 열성, 반성 유전 등 다양한 유전 성향을 보이는 것이 특징이다.

우성 유전은 상염색체 중 한 쌍의 염색체 내 하나의 유전자에 돌연변이가 생겨 발생한다. 따라서 성별에 구별없이 유전되며 부모 중 한 명이라도 환자일 경우 환자인 자녀가 태어날 확률이 50%나 된다. 열성 유전은 성별에는 관계없으나 상염색체 한 쌍 내 2개의 유전자 모두에 이상이 생겼을 때 발생하는데, 보인자인 아버지와 어머니 사이에서 태어나는 자녀가 환자가 될 확률은 25%다. 반성 유전은 한 쌍의 성염색체 중 X염색체에 이상이 있을 때만 발생한다. 즉 환자인 아버지와 정상인 어머니가 자녀를 낳으면 딸은 모두 환자가 되지만 아들은 모두 정상인 것이다.

망막색소변성증은 대부분 이 세 가지의 유전성향을 보이지만 가족력이 전혀 없이 발병하는 경우와 가족력이 있는 경우가 각각 절반정도 되므로 가족력이 없는 경우는 조기 발견하기 어렵다는 문제가 있다.

④ 망막색소변성증의 양방적인 진단과 치료법

망막색소변성증은 녹내장처럼 두드러지는 자각증상이 없어서 오랫동안 진행이 된 후에야 눈에서 일어나고 있는 일을 감지하게 된다. 그런 까닭으로 망막색소변성증 또한 조기 진단이 중요한데, 이 질환은 유아기 때 발생하므로 어릴 때 의심나는 증상을 보이면 빨리 치료를 해주어야 한다. 그러면 병이 진행되는 것을 최대한 막을 수 있다.

다음과 같은 증상을 보이는 자녀가 있다면 병원에서 정밀 진단을 받아보도록 하자.

- 10세 전후에 야맹증이 있는 자녀. 그런 어린이는 망막색소변성증으로 발전할 가능성이 있다는 사실을 늘 염두에 두고 정기적으로 검진을 받게 해야 한다.

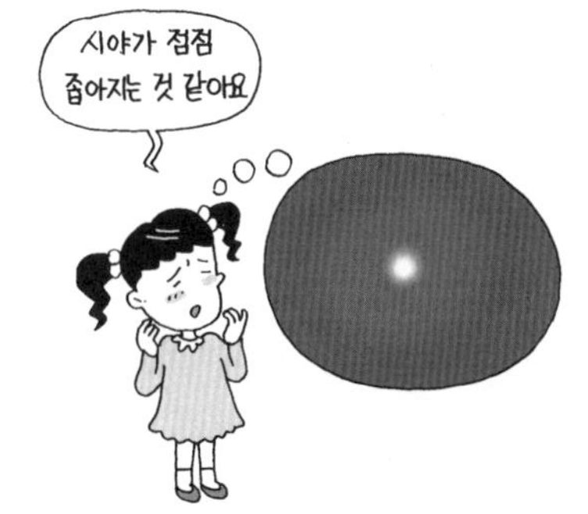

- 또한 어두운 곳에서 물체를 잘 찾지 못하거나 화장실에서 시간이 오래 걸리고 화장실 가는 것 자체를 두려워하는 아이라면 이 병의 초기 증세인 야맹증을 의심해봐야 한다.

- 밤에 차에서 내려 집에 들어갈 때 꼭 부모의 손을 잡고 들어가거나, 들어가면서 무언가 의지하려 할 때도 주의를 기울여 봐야 한다.

- 지하 강당 등에서 길을 잘 찾지 못하거나 극장 안에서 손짓을 하는 등 이상한 행동을 할 때도 의심해볼 필요가 있다.

망막색소변성증은 서서히 진행하며 상당수에서는 시력을 잃게 되는 무서운 질환이지만 30~40대에 실명하는 경우도 50~60대까지 약하나마 시력을 유지하는 사람도 있다. 2008년도 사법시험 합격자 중에 망막색소변성증으로 실명한 응시생이 있었는데, 그 합격자는 고등학교 시절에 실명을 했다고 한다. 그만큼 이 질환의 경과는 사람에 따라 천차만별이라고 할 수 있다.

그런데 안타깝게도 현재까지 이 질환은 완치가 불가능하다. 백내장이나 녹내장 수술 등 부분적인 치료나 비타민 요법 등의 병의 진행을 다소 늦추는 약물치료가 있을 뿐이다. 최근 국내외적으로 이 질환과 관련해 인공망막이나 유전자 치료 등에 대한 연구가 진행 중이나 그것도 아직까지는 이렇다 할 성과를 거두고 있지 못하다.

망막색소변성의 진행을 완화시키는 치료요법에는 다음과 같은 것들이 있다.

선글라스 착용

망막색소변성 환자가 정상적인 광도에서 시력손상이 증가된다는 증거는 없다. 따라서 환자에게 광도 제한은 없으나 너무 밝은 햇빛을 받는 것은 좋지 않으므로 적당한 질의 선글라스 착용은 망막의 보호에 유용하다고 하겠다.

비타민 요법

비타민은 망막에 분포하고 있는 시세포가 산화되는 것을 방지함으로써 시세포 퇴화를 억제하는 효과가 있다고 알려져 있다. 그래서 망막색소변성증의 경우 그 치료에 다량의 비타민A와 비타민E가 이용되고 있다. 여기서 유의할 점은 모든 비타민이 유용하다는 게 아니라는 사실이다. 비타민 중에서 고농도의 비타민 E 같은 경우에는 오히려 비타민A의 농도를 떨어뜨리는 위험이 있다는 보고도 나와 있다. 망막색소변성증을 지연시키는 데 비타민이 어느 정도의 효능이 있는지는 아직 확실치 않고, 실제로 망막색소변성증을 앓고 있는 환자에게서 비타민 부족 또한 증명되지 않았으나 현재로서는 비타민 요법이 주요한 치료방법의 하나로 쓰이고 있는 상황이다.

망막 임플란트

임플란트(implant)는 인공 치아 혹은 더 넓은 의미로 인공 치아의 식립술이라는 의미로 흔히 쓰이지만 원래는 인체의 조직이 상실되었을 때 이를 회복시켜 주는 대치물을 뜻한다. 망막 임플란트는 그러므로 망막의 대치물, 인공 망막을 가리킨다.

망막 임플란트의 재질은 보통 실리콘이 사용되는데, 인공 실리콘 망막은 직경 2mm, 두께 25마이크론의 현미경적 솔라세포인 마이크로포토디오데스(Microphotodiodes)가 5000개로 이루어져 있는 칩으로 되어 있다. 이 솔라세포들이 본래의 망막에 존재하고 있는 시세포들처럼 빛을 전기 화학자극으로 바꾸어 대뇌에 전달할 수 있도록 하는 것이다.

망막 임플란트 이식은 망막색소변성증과 황반변성에 유효하며 현재로서는 가장 가능성이 높은 치료법이라 할 수 있다. 그러나 안타깝게도 아직 임상 시험 단계는 거치지 못한 상태다.

유전자 요법

이 치료법은 미래에 가장 바람직한 치료 방법이라고 할 수 있다. 그리고 이 치료법이 시행되면 망막색소변성증의 치료에 획기적인 가능성이 열릴 것으로 내다보고 있다. 그러나 200개의 알려진 유전자 결함 중 어떤 유전자 결함이 환자 개개인에게 영향을 주는지 아직 밝혀내지 못한 상태다. 200개의 알려진 유전자 하나하나가 망막색소변성증을 일으킬 수 있기 때문이다. 더불어 이 치료법 역시 아직은 동물 실험 단계에 머무르고 있어 임상에서 사용하기에는 더 많은 시간이 필요하다.

망막세포 이식

인공적으로 배양시킨 변형세포(transformed cell)를 망막에 이식함으로써 시세포의 변성을 연장시키는 방법이다. 변형세포는 배양으로 많은 양을 생산해낼 수 있다. 하지만 아직 동물실험 단계에 머물러 있고, 사람에서는 면역거부반응과 건강한 공여세포를 공급하는 데 따르는 문제를 해결해야만 한다. 2008년 8월에는 미국에서 낙태아의 망막세포를 이식해 망막색소변성과 황반변성 같은 퇴행성 망막질환을 치료하는 데 효과를 보았다는 연구결과가 있다.

그러므로 현재는 망막세포 이식이 확실한 치료법이라고 단정할 수는 없어도, 언젠가는 효과적인 치료으로 자리 잡을 수 있을 것으로 기대해볼 수 있다.

성상신경절 차단요법

성상신경절은 자율신경계의 일종인 교감 신경의 줄기가 되는 신경절의 하나로서, 목 부위에 위치하고 있다. 그리고 머리, 얼굴, 목, 어깨, 팔 등을 지배하는데 성상신경절 차단요법이란 그런 성상신경절에 국소마취제를 주입하여 성상신경절의 지배영역에 있는 머리, 얼굴, 목, 어깨, 팔 등에 이르는 교감신경을 차단하는 방법이다.

이 치료법은 1970년대 초 일본에서 시행된 이래 아직까지 일본과 우리나라에서 망막색소변성증을 치료하는 방법으로 가장 많이 사용하고 있다. 현재 성상신경절의 작용기전은 확실치 않으나 그 유효성에 대한 가설은 다음과 같다.

ㄱ. 망막, 맥락막 순환 개선
ㄴ. 자율신경계에 대한 증상개선
ㄷ. 자각 증상의 개선(두통, 눈의 피로감, 어깨통증 등)

성상신경절 차단치료 후에 환자의 일부에선 망막색소변성증의 이차적 자각증상은 상당히 호전된다. 그 이유로는 일차적으로 두통, 어깨통증, 안구피로 등이 감소하고 스트레스로 인한 증상이 개선되어 일상생활에서 활력을 되찾을 수 있으며 스트레스로 인한 여러 증상의 개선과 직장생활에 도움을 주기 때문인 것으로 파악되고 있다.

시야 및 시력도 치료 전에 비해 변하지 않거나 좋아진 사람도 있다는 장기 추적 조사연구 보고가 있다. 따라서 이 치료법으로 인해 망막색소변성증이 완치되거나 호전될 수 있는 가능성은 적지만 결정적 치료방법이 나올 때까지 개인에 따라서는 질병의 진행을 최소화하여 실명에 대한 환자의 정신적 부담을 줄이는 방법의 하나로 사용해 볼 수 있다.

망막색소변성증도 한의학에서는 안혼(眼昏), 안맹(眼盲)질환으로 분류한다. 안맹, 안혼은 신장의 음정(陰精)이 손상되거나 담화나 화열 등으로 인해 발생하는 것이다. 따라서 신정(腎精)이 손상된 환자에게는 그것을 보충해 주고 담화나 화열이 원인이 된 경우라면 그것을 빼주는 방향으로 치료가 이루어진다.

이밖에 오래 동안 소모성 질병을 앓은 뒤에 기혈이 부족하거나 비위허약으로 소화기능이 저하되었거나 기혈이 부족하여 정기가 눈으로 올라가지 못한 경우에도 더욱 증상이 약화될 수 있다. 특히 한의학에서는 야맹증이 있는 눈병을 계맹(鷄盲), 작목(雀目)이라한다. 작목에는 고풍작목(高風雀目)과 간허작목(肝虛雀目)이 있다. 고풍작목은 나서부터 생기는 야맹증으로 망막색소변성에 해당되고 간허작목은 감안(각막연화증)의 전구증상인 결막각막건조증에 해당한다. 따라서 작목이라 할 때에는 망막색소변성으로 오는 야맹증 뿐 아니라 다른 야맹증도 들어간다.

황반변성증

1 황반변성증이란?

망막박리증, 망막색소변성증과 함께 대표적인 퇴행성 망막질환인 황반변성은 망막의 중심부인 황반에 이상이 생겨 심각한 시력장애가 초래되는 증상이다. 주로 노인에게 나타나며 당뇨와 함께 노인성 실명의 주요 원인이다.

황반은 흔히 '눈 속의 눈'이라 불린다. 그곳에는 시세포 중에서도 사물의 색과 윤곽을 뚜렷이 구별하게 해주는 원추세포가 밀집해 있어서 중심시력을 담당하기 때문이다. 그런데 어떤 이유로 인해 황반에 분포하고 있는 세포가 스스로 손상되거나 새롭게 출현한 쓸모없는 신생혈관이 그 세포를 손상시키는 수가 있다. 그에 따라 시력이 저하되는 현상, 즉 황반변성증이 나타나게 되는 것이다.

이런 황반변성이 일어나면 이차적으로 망막에 출혈이나 황반 부종이 일어날 수 있고 심한 경우에는 실명에까지 이르게 된다.

② 황반변성증의 원인

　황반변성을 유발하는 원인은 아직 정확히 밝혀지지 않은 상태다. 하지만 노화와 밀접한 관련이 있는 것은 사실이며 그와 함께 생활습관, 그 중에서도 특히 식습관 때문에 이 질환이 발생하기도 한다. 서구에서는 노인들의 실명원인 1위가 되는 질환이 녹내장이나 백내장이 아니라 바로 황반변성이다. 그만큼 서구식 식습관이 황반변성 유발에 중요하게 관여를 한다는 것이다. 우리나라에서도 최근 조사결과에서 20대에서 50대에 이르는 연령층에서 이 질환의 유병률이 증가했다는 사실이 밝혀졌다. 서구식 식습관이 널리 보급됨에 따라 그 식습관에 익숙한 젊은층에서 이 질환의 발생률이 높아지고 있음을 알 수 있는 대목이다. 또한 노인환자도 점점 증가하고 있는 추세인데, 그것은 노인인구가 늘어난 탓도 있지만 서구식 식습관이 널리 확산됨에 따라 노인층에서도 황반변성 발생률이 증가하고 있는 것으로 생각해볼 수 있다.

　그 외에도 흡연을 하거나 자외선에 많이 노출될 경우, 고지방·고열량 식습관, 스트레스, 비만, 고혈압, 혈중 콜레스테롤 상승, 심혈관계 질환, 가족력 등을 원인으로 꼽을 수 있으며 백내장 수술 후에도 이차 질환으로 황반변성이 야기될 수 있다.

③ 황반변성증의 증상

　황반변성증의 초기에는 글자가 흔들려 보이고 직선이 굽어 보이며 책이나 신문에서 글자의 공백이 느껴진다. 또한 사물의 모양이 찌그러져 보이거나 색이 이상하게 보이고 시야가 흐릿해진다. 하지만 이런 증상이 나타나도 시력과 시야에 변화가 생겼다는 것을 감지하기가 어렵고 일상생활에 큰 불편을 초래하지 않아서 대수롭지 않게 넘기는 경우가 많다. 그래서 그대로 방치하면 시력이 차츰차츰 떨어지다가 0.1 이하로까지 떨어진다. 그때는 사물의 모양과 색이 이상하게 보이고 시야의 중심부에 영구적으로 검은 점이 나타나게 된다. 그것이 더 심해지면 시력이 더 나빠지다가 결국 실명에까지 이르게 되는 것이다.

황반변성으로 인한 시력장애가 본격적으로 나타나면 자주 부딪히거나 넘어지게 된다. 그 때문에 일생생활에서 심각한 불편함을 느끼게 되고 독립심을 잃게 돼 정신적인 스트레스를 많이 받게 된다.

하지만 황반변성증을 초기에 자각하기란 쉽지 않은 일이다. 황반변성증의 대부분을 차지하고 있는 건성 황반변성증은 병의 진행이 조금씩, 서서히 이루어질 뿐만 아니라 주로 노인층에서 발생한다. 그 탓에 초기 증상이 나타나도 노안과 혼동하여 무심히 여기기가 십상이다. 그리하여 본의 아니게 증상이 악화될 때까지 방치하는 경우가 많으며 본인의 시력에 문제가 있다는 사실을 깨닫고 병원을 찾았을 때는 시간이 너무 많이 흐른 후인 경우가 대부분이다.

그런 반면 쓸모없는 신생혈관이 출현한 경우에는 황반변성의 진행이 빨라진다. 그래서 수 개월만에 심각한 시력 손상이 일어나다가 진단 후 2년 이내에 실명에 이르게 되는 수도 있다.

④ 황반변성증의 종류

황반변성증은 크게 건성과 습성으로 나눌 수 있다. 그 중에서 대부분의 황반변성은 건성으로 분류가 되는데, 건성(乾性)은 황반부의 색소상피라는 세포가 점점 위축되어 나타나는 것이다. 그 결과 그 세포에 해당하는 부위가 검게 보이게 되며 병의 진행이 서서히 이루어진다는 특징이 있다.

그에 비해 전체 황반변성의 10% 정도를 차지하는 습성(濕性)은 맥락막에서 유래한 신생혈관 때문에 발생한다. 맥락막에는 원래 혈관이 풍부한데 간혹 그곳에 있는 혈관층에서 노화나 염증 등으로 인해 비정상적인 혈관이 생겨날 수가 있다. 그렇게 생겨난 비정상적인 혈관은 가만히 있지 않고 망막까지 뚫고 온다. 그런데 신생혈관은 약해서 터지기가 쉽다. 그래서 그 혈관이 터질 경우 혈관 내의 혈액 성분이 황반부 아래로 흘러와 그곳에 고이게 된다. 그러면 그로 인해 황반부에 있는 시세포가 손상을 입어 시력저하 증상이 나타나게 되는 것이다.

습성 황반변성은 건성과 달리 병의 진행이 빨리 이루어지기 때문에 그대로 방치할 경우 진단 후 2년 이내에 실명한다. 따라서 전체적인 비중은 낮지만 황반변성으로 실명하는 경우는 대부분 이 습성 황반변성 때문이라고 할 수 있다.

⑤ 황반변성증의 양방적인 진단과 치료법

현재까지는 손상된 황반의 세포를 재생시킬 수 있는 방법이 없다. 따라서 황반변성을 완치할 수 있는 치료법은 없는 실정이며 다만 병의 진행을 완화해 남아 있는 시력을 보존하는 방향으로 치료가 이루어진다.

건성 황반변성인 경우에는 주로 약물 치료를 통해 진행을 더디게 만드는데 사용되는 약물에는 비타민 C, E, 카로틴, 구리, 아연 복합제가 있다. 그에 비해 습성 황반변성은 레이저 치료를 하게 된다. 레이저 치료는 레이저로 망막을 뚫고 들어온 신생혈관을 태우는 것이다. 또 한 방법으로는 망막에 광감작 물질을 주입한 후 특수 레이저로 맥락막에서 뻗어나온 신생혈관을 제거하는, 이른바 광역학 치료법이라는 게 있다. 하지만 어떤 레이저 치료를 하든 100% 억제할 수는 없으며 따라서 재발의 가능성도 높은 편이다.

⑥ 황반변성증의 한의학적 관점과 치료법

황반변성증 역시 망막질환의 일종이기 때문에 한의학에서는 앞서 설명한 망막박리증과 망막색소변성증과 같이 안맹(眼盲), 안혼(眼昏)질환으로 본다. 그에 따라 일반적인 치료는 신정(腎精)을 보충해주거나 담화나 화열을 빼주는 방향으로 이루어진다. 그런 일반적인 변증의 기준 안에서 환자 개개인의 체질과 질병의 진행 정도에 맞춰 한약을 처방하고 침을 놓는 것이 일반적인 한의학적 치료법이라고 할 수 있다. 보다 자세한 내용은 앞의 망막박리와 망막색소변성증의 한의학적 관점과 치료법을 참조하기 바란다.

7 황반변성증의 예방법

한번 파괴된 황반 세포는 재생이 불가능하기 때문에 황반변성증은 조기에 발견하여 치료를 하는 것이 가장 좋은 치료책이자 예방책이다. 따라서 노령층을 포함한 중년 이상의 연령대에서는 정기적인 검진을 받아볼 필요가 있다.

또한 황반변성증은 생활습관 때문에 발생하기도 한다. 그러므로 황반변성을 일으킬 수 있는 생활습관을 자제함으로써 생활 속에서 황반변성의 예방을 실천해야 한다.

이를 위해서는 서구식 식습관에서 탈피하여 신선한 과일과 야채를 많이 먹도록 한다. 거기에는 비타민과 항산화제가 많이 들어있어서 황반의 시세포를 손상으로부터 보호할 수 있게 된다.

또한 흡연은 건강을 위해 하나도 좋을 것이 없는 습관이다. 황반변성증을 비롯한 눈 질환의 발생률을 현저히 높일 뿐만 아니라 현대인에게 치명적인 암과 심혈관계 질환 및 뇌혈관계 질환을 촉발하기 때문이다. 따라서 금연을 하고 규칙적인 운동을 하도록 한다.

마지막으로 눈을 자외선에 많이 노출하는 것은 황반변성증을 야기시키는 요인이 된다. 그래서 외출 시에는 가급적 선글라스를 착용하도록 한다.

안구건조증 / 라식후유증

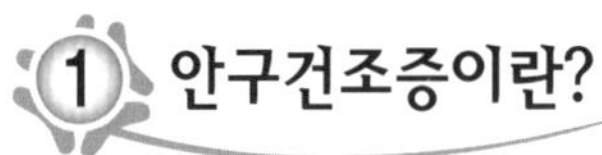

1 안구건조증이란?

칸의 여왕, 배우 전도연의 스크린 진출작은 〈접속〉이라는 영화였다. 당시는 PC통신으로 이른바 채팅이라는 것이 유행하던 때였는데, 〈접속〉은 그 PC통신 채팅을 소재로 삼아 흥행에 성공한 영화였다. 영화의 내용도 잔잔하니 재미가 있었지만 스크린을 가득 채운 풋풋한 모습의 전도연이 참 인상적인 영화였다고 기억 속에 남아 있다.

그런데 거기서 전도연은 어떤 고질병을 앓고 있는 '환자' 로 나온다. 그녀가 앓고 있던 질환은 바로 안구건조증. 그래서 전도연은 수시로 인공누액을 꺼내 눈 속에 점안하고는 했다.

영화 〈접속〉에서 전도연이 앓고 있던 눈 질환 안구건조증은 눈물샘의 기능이상으로 눈물샘에 분비되는 눈물의 양이 줄어 안구가 건조해지는 증상이다. 우리의 안구는 우리가 눈물을 흘리지 않을 때에도 항시 눈물을 분비한다. 우리가 눈을 편안하게 움직일 수 있는 것은 바로 그렇게 항시 분비되는 눈물이 윤활유 역할을 하기 때문이다.

눈물은 단순한 물이 아니고 3가지 중요한 성분으로 이루어지는데 제일 안쪽의 점액층, 다음이 수성층, 마지막이 지방층으로 구성되어 있다. 점액층은 수성층의 눈물을 안구에 잘 접착시켜 눈물이 고르게 적시도록 하고, 눈물의 대부분을 차지하는 중간의 수성층은 안구를 깨끗하게 하고 불순물을 밖으로 씻어내는 역할을 하며, 지방층은 가장 바깥쪽으로 눈물의 표면을 고르게 하고 눈물의 증발을 억제한다. 그런데 그 중 한 가지 성분이라도 부족하게 되면 눈물의 층이 불안정하여 눈물이 쉽게 마르게 되는 것이다.

② 안구건조증의 원인

나이가 듦에 따라 눈물의 분비량이 감소하면서 발생한다. 주로 여자에게 심하고 특히 폐경기 여자에게서 많이 나타난다. 작은 물체나 글씨를 많이 보는 직업이거나 근거리 작업을 오래할 경우 (장시간의 독서 및 컴퓨터 작업 등) 또는 공기가 혼탁한 밀폐된 공간에 있게 되거나 주위에서 담배를 피우는 경우에도 눈물의 분비량이 감소하거나 눈물의 상태가 변한다. 에어컨이 켜진 실내에서 오래 있는 경우나 콘택트 렌즈를 장기간 착용한 경우에도 마찬가지다.

작업환경이 눈에 자극적인 휘발성 물질이 많은 곳이거나 과도한 음주 및 신열(辛熱)한 음식을 과도하게 먹을 경우, 지나친 성생활과 산후에 젖 말리는 약을 과도하게 사용한 후에도 안구건조증이 발생할 수 있으며 하혈(下血)이 심할 경우, 수술 등으로 피가 부족하거나 신수(腎水)가 손상된 경우 혹은 체질적으로 안구가 과민한 경우에도 안구건조증에 시달리기 쉽다.

3 안구건조증의 증상

흔히 눈이 충혈 되고 따갑거나 또는 모래가 들어간 것처럼 이물감을 느끼고, 화끈거리거나 찌르는 듯하거나 할퀴는 것 같은 느낌을 갖기도 한다. 가끔 눈 주위나 눈 속에 실같은 눈곱이 나타나기도 하고, 어떤 사람은 자신의 눈물이 부족한 것 같다고 직접 표현하기도 한다. 오히려 눈물이 많이 난다고 호소하는 경우도 있는데 이는 건조로 인한 병변 때문에 신체 방어기전 상 자극 반사에 의해 나온 눈물로 방어작용을 상실한 무기능성의 눈물이다. 아침에 눈 뜨기가 더 힘들 수도 있는데, 그 이유는 잠자는 동안에 눈물 생산이 중단되므로 더 심해지기 때문이다.

이런 불편한 감은 바람을 쐰다든지 장시간 책을 본다든지 하면 더 악화되는 양상을 보이게 되고 눈을 감고 있으면 편안해지게 된다.

그처럼 안구건조증은 격렬한 통증을 동반하지는 않는다. 하지만 일상생활에서 은근한 불편을 초래하여 환자들의 삶의 질을 떨어뜨린다는 특징이 있으며, 중증으로 발전하면 전신의 점막과 피부가 건조각화(乾燥角化)를 일으키면서 삶의 질을 더욱 악화시킨다.

4 안구건조증의 진단

안구건조증은 충혈, 통증, 눈부심 등이 동반되므로 흔히 만성 결막염, 알레르기 결막염 등과 혼돈되어 잘못 진단이 내려지기도 한다. 확실한 진단을 위해서는 눈물 분비에 대한 검사와 눈물표면 형태에 대한 자세한 관찰을 해야 하고, 필요에 따라서는 눈물 양과 눈물 성분에 대한 정밀검사를 하기도 한다.

눈을 진찰해 보면 각막에 점 모양으로 미세한 상처가 있을 수도 있고 점액 찌꺼기 같은 것이 끼어 있을 때도 있다. 또한 아래쪽의 눈물의 높이가 낮을 수도 있다. 실제로 눈물이 얼마나 빨리 마르는지 검사해 볼 수도 있는데 이때는 특수 안약을 눈에 넣은 후 눈을 깜박거린 다음 계속 떠보게 하여 눈물이 마르는 시간을 직접 측정해 볼 수 있다. 건성안에서는 눈물이 빨리 마르는 것을 확인할 수 있다.

⑤ 안구건조증의 원인이 될 수 있는 질환

류마티즘성 관절염을 앓고 있는 경우나 만성 결막염, 안검염, 여러 가지 피부질환, 안면 신경마비, 결막의 만성염증이나 화학적 · 열적 · 방사선적 손상이 있는 경우에는 안구건조증의 발생빈도가 높다. 만성적인 질환으로 인해서 장기간 약을 복용하였거나 녹내장이나 기타 다른 눈 질환으로 안과 전문의와 상의 없이 안약을 장기간 점안하였을 경우에도 안구건조증이 발생할 수 있다.

또 특정 약물을 사용할 때도 건성안이 나타나므로 이뇨제, 베타차단제(녹내장 치료제 등), 항히스타민제, 수면제, 신경치료제, 진통제, 알코올 등을 복용하고 있을 때는 의사에게 알려주는 것이 좋다.

⑥ 안구건조증과 VDT증후군

의학이 고도로 발달한 현대사회는 예전과 비교할 수 없을 정도로 많은 질환들을 치료할 수 있게 되었지만 그 대신 현대사회이기 때문에 새롭게 얻는 질환들도 생기게 되었다. 그 중 하나가 VDT증후군(Visual Display Terminal Syndrome)이라고 하는 것이다. VDT증후군은 텔레비전, 컴퓨터, 전자오락기 등이 널리 보급되면서 생긴 이른바 '컴퓨터 눈병'이라 할 수 있다.

VDT증후군은 대체로 화면에서 발생하는 전자파와 강한 빛이 심신에 무리를 주어 눈의 자극을 유도하기 때문에 발생하는 것으로 생각되고 있는데 VDT증후군이 발생했을 시에는 시력저하, 눈의 피로, 눈의 조절력 저하, 아물거리는 희미한 시력 및 색각의 이상현상과 같은 증상들이 나타난다. 그와 더불어 두통, 팔목과 어깨의 통증, 식욕부진, 위통, 변비, 생리불순, 열감 및 냉감, 흉부압박감, 신경증, 초조감 등이 나타난다. 뿐만 아니라 기질적 변화도 일어나서 누액감소로 인한 표층각막염, 고령자에게는 안압상승 유발, 방사선에 의한 백내장, 동공의 이상, 조절·폭주의 이상, 근시의 진행악화 등이 올 수 있다. 그래서 컴퓨터 작업 같은 것을 오래하는 사람이 이 VDT증후군에 걸렸을 경우 그것을 새로운 직업병으로 인정할 것이냐를 놓고 나라마다 논란이 되고 있다.

VDT증후군의 예방법은 개인적으로 세심하고 지속적인 노력 및 절제가 필요한데, 가령 50분~1시간 정도의 컴퓨터작업 후에는 10분 정도 먼 곳을 쳐다보는 등 눈에 휴식을 주는 것이 좋고, 적절한 컴퓨터 주변환경 조성도 무척 중요하다.

⑦ 안구건조증의 양방적인 치료법

현재로서는 안구건조증에 대한 근본적인 치료방법이 없다. 인공 누액을 자주 점안하는 것이 대표적인 치료방법인데 최근에는 그보 다 나은 리스타시라는 치료제가 개발되어 판매되고 있다. 리스타시 를 사용할 시 대부분 3~5일이면 회복된다. 그러지 않은 경우에는 안과의 검진을 받아야 한다.

인공누액의 종류도 여러 가지이고 환자마다 각기 반응하는 정도 가 다르므로 실제 사용 후 상담을 통하여 잘 맞는 것을 선택하는 것 이 좋다. 약물요법과 함께 환경을 습하게 만들어 주면 눈물의 증발 이 줄어들기 때문에 도움이 된다. 예를 들면 가습기를 틀어준다든 지 방의 온도를 조금 낮추어 준다든지 하는 방법이 있다. 그리고 머 리염색과 장시간의 독서를 피하고 헤어 드라이어, 스프레이 등을 가급적 사용하지 않는 것이 좋다.

안구건조증이 심한 경우에는 수술적 치료도 하는데 눈에서 눈물 이 내려가는 길을 막는 누점폐쇄술, 누소관폐쇄술로 눈물이 눈에 오래 고여 있도록 하는 것이다.

⑧ 안구건조증의 한의학적 관점과 치료법

한방에서는 안구건조증을 '목건삽(目乾澁)' 이라고 한다. 눈이 건 조하고 깔깔한 느낌이 있는 증상이라는 뜻이다. 목건삽도 화열과 신장의 진액부족이 원인이 되어 유발된다. 따라서 안구건조증을 치 료할 때는 화열을 내리고 진액을 보충하는 방법을 사용한다.

먼저 과도한 스트레스로 인해 화기가 안으로 들어오면서 수분이 줄어드는 경우 풍(風)과 열(熱)을 다스리고 간의 기운을 조절해 준다. 지나친 성생활이 원인이 되어 정혈(정기와 혈액)이나 진액이 부족한 경우는 보신정기(補腎精氣)하는 육미지황원 등을 응용할 수 있다. 눈이 쉽게 피로하고 때때로 가슴이 두근거리며 식욕이 없고 밤잠을 설치는 등 심기가 허해져서 나타나는 경우에는 비장을 건강하게 하면서 동시에 심기까지 다스리는 건비진심(建脾鎭心)요법을 쓴다. 음(陰)의 부족이 원인이 될 때에는 자음양수(滋陰養水 - 몸의 음액을 보강시키는 방법)하고 화(火)를 억제하는 약을 투여한다.

환자의 상태에 따라 쓰이는 약은 다르나 사물오자환, 상백피탕 등을 응용할 수 있다

⑨ 안구건조증의 예방법

- 규칙적인 생활과 가벼운 운동으로 면역력을 기른다.
- 얼굴과 눈 주변을 깨끗한 손으로 가볍게 수시로 지압하여 혈액 순환을 돕는다.
- 장시간의 독서, 컴퓨터 사용, TV시청 및 운전은 가능한 한 삼간다.
- 항상 즐거운 마음으로 생활하며 올바른 작업 및 독서 자세를 습관화한다.
- 적절한 조명하에서 생활한다.
- 50분 정도 일을 하거나 책을 본 다음에는 반드시 10분 정도 눈의 휴식을 취하는데 이때 그냥 허공을 바라보는 것보다는 창

밖으로 멀리 있는 산이나 건물을 응시하는 것이 좋다. 쉬는 동안 목과 어깨를 움직여 긴장을 풀어준다.

- 눈을 감고 손 바닥을 비벼 마찰시킨 후 마찰시킨 손바닥을 눈 위에 댄다.
- 술, 담배 등은 삼가고 바람은 직접 쐬지 않는다.
- 면종류, 매운음식, 닭고기 등은 삼가는 것이 좋고 스트레스를 과도하게 받으면 증상이 악화될 수 있으니 가급적 마음을 편하게 갖도록 한다.

10 라식 후유증

안구건조증

라식수술을 한 경우 안구건조증은 필연적으로 발생한다. 라식수술은 대부분 각막을 얇게 벗겨내어 근시를 교정하는 것이다. 그런데 각막에는 감각신경이 분포하고 있다. 그래서 외부 자극에 의해 눈물을 분비해야 하는데 라식수술을 시행하면 각막 신경이 거의 모두가 절단된다. 절단된 후에는 회복이 어려우므로 아주 심각한 정도의 건조증이 발생하게 되는 것이다.

부정난시, 각막중심이탈

라식 수술 시 각막을 불규칙하게 깎아낼 경우 발생한다. 각막의 표면은 매끄러워야 한다. 그런데 각막중심과 레이저가 조사된 중심이 일치되지 않을 때나 각막의 중심을 잘못 잡았을 때 혹은 안구추

적장치가 느려서 안구의 움직임을 제대로 쫓아가지 못하면 라식 수술을 할 때 각막의 표면을 불규칙하게 깎을 수가 있는 것이다. 부정난시와 각막중심이탈은 바로 이처럼 각막 표면이 울퉁불퉁해서 생기는 증상으로 사물이 고르게 보이지 않고 눈이 매우 피로하며 안경으로도 시력 교정이 되지 않아 특수 렌즈를 착용해야 한다.

각막혼탁

엑시머레이저(PRK)나 일반 라섹의 경우에 라식보다 비교적 발생빈도가 더 높으며. 사용하는 라식장비에 따라 발생빈도나 정도가 다르게 나온다. 구형 엑시머레이저의 강하고 거친 레이저빔에 의해 발생하는 열이 원인이 될 수 있으므로 엑시머 레이저를 많이 사용하는 고도근시 환자를 수술할 때 더 쉽게 발생한다. 각막혼탁이 발생하면 사물이 깨끗하지 않고 다소 뿌옇게 보이며 때로는 시력감소와 눈부심 증상이 나타난다.

근시퇴행

라식, 라섹 후 정상적인 상처 치유 과정 중에서 어느 정도 근시로 회귀하려는 현상으로 수개월이나 수년이 지나면 다시 안경을 써야만 하는 경우가 있다. 사실상 부작용이라기보다는 우리의 신체가 원상 복구하려는 일종의 생리적 현상으로 어느 정도는 필연적라고 할 수 있다.

각막확장증

각막이 늘어나는 현상이다. 라식수술을 할 때 각막을 너무 많이 깎아내어 남아 있는 각막두께가 얼마 되지 않으면 각막이 안압을 이기지 못하고 늘어나게 된다. 그것이 바로 각막확장증이며, 비교적 드물게 나타나지만 굴절 수술 후 부작용 중에서는 가장 치명적이라고 할 수 있다.

감염증

라식수술 후 통증과 함께 갑자기 눈이 충혈되고 눈곱이 많아지며 눈이 잘 안 보이는 증상이 나타나면 이러한 부작용을 의심해 보아야 한다. 감염증은 라식 절편 하부에 세균이 침입했을 때 발생한다. 라식 절편은 영구적으로 치유되지 않고 잠재적인 공간을 형성하고 있기 때문에 그곳으로 세균이 들어갈 수가 있다. 그런 경우 시력 감소와 각종 합병증이 발생할 수 있는데 대표적인 것이 안구후부통증(6개의 외안부 근육의 불균형)과 두통(좌안과 우안, 즉 양안 이미지의 융합기능 저하)이다. 심한 경우에는 실명에까지 이를 수 있다.

시력의 질적 저하, 불번짐, 야간 시력저하

라식수술의 부작용으로 가장 흔하게 나타나는 증상이다. 정도에 따라 다르지만 라식수술을 한 경우에는 필연적으로 발생할 수밖에 없는데, 이것의 증상은 정확히 꼭 집어서 표현하기 어렵고 막연한 감만 있다. 하지만 사물이 항상 두 개 이상으로 지저분하게 보인다든가 밤이면 시력이 떨어져서 운전 같은 게 힘들어지기 때문에 일상생활에 상당한 곤란을 초래한다. 그리고 그로 인해 우울증을 앓기도 한다.

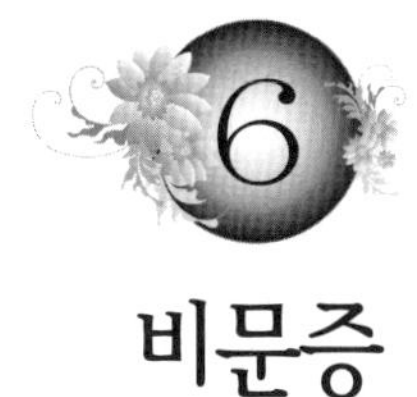

비문증

① 비문증이란?

겉으로 드러나는 증상은 없는데 환자 자신이 눈앞에 구름과 안개, 꽃 모양의 물체, 날벌레가 떠도는 것처럼 느끼는 질환이다. 마치 모기가 눈앞에서 날아다는 듯한 증상이 나타난다 하여 '비문증(飛蚊症)'이라는 명칭이 붙었으며 '날파리증'이라고도 한다.

② 비문증의 원인

비문증은 보통 유리체 혼탁 때문에 생긴다. 유리체 혼탁은 여러 가지 이유 때문에 발생할 수 있지만 가장 일반적인 현상이 노화에 따른 혼탁이다. 다시 말해 비문증은 녹내장이나 황반변성증처럼 일종의 노인성 눈 질환이라고 할 수 있는 것이다.

젤 형태로 되어 있는 유리체는 나이가 들면 수축하게 된다. 그러면 원래 망막에 붙어있어야 하는 유리체가 망막으로부터 떨어져 나와 유리체와 망막 사이에 공간이 생겨버린다. 무엇이든 원래의 자리에서 이탈하면 문제가 생기는 법. 결국 망막에서 떨어져 나온 유리체 뒷면은 유리체의 다른 부위보다 혼탁해질 가능성이 높게 된다. 원래의 자리에 딱 붙어 있을 때는 이물질이 침투해도 혼탁해지지 않지만 원래의 자리에서 떨어져 나온 다음에는 낯선 이국땅으로 이식된 식물처럼 이물질이 조금만 침투해도 잘 견디질 못하는 것이다.

만일 유리체가 원래대로 깨끗하다면 사물의 상은 아무 문제없이 망막에 맺히게 된다. 그러나 유리체 뒷면이 혼탁해지면 사물의 상이 망막에 맺힐 때 혼탁으로 인한 그림자까지 투사되고 만다. 그리하여 눈앞에 구름이나 안개, 꽃 모양이나 날벌레 모양의 물체가 어른거리는 것 같은 비문증이 야기되는 것이다.

그러나 유리체 혼탁이 없이도 비문증이 발생할 수 있는데, 유주세포(백혈구)가 망막에 투영되는 경우가 바로 그렇다. 또한 전신 대사 장애가 있는 경우에도 비문증이 나타날 수 있으며 백내장 수술 후에도 비문증이 새롭게 발생한다든가 더 심해질 수 있다.

③ 비문증의 증상

보통 푸른 하늘이나 흰 구름, 흰 벽 등 밝은 곳을 바라볼 때 나타난다. 밝은 현미경을 볼 때도 마찬가지, 렌즈에 이상한 물체가 어른거림을 알 수 있다. 그럴 때는 작은 수레바퀴나 구슬과 같은 모양, 주름살 모양 등 여러 형태가 시선의 운동방향에 따라 떠다닌다.

비문증의 증상은 유리체 혼탁의 정도 및 형태, 유리체가 망막으로부터 떨어진 거리, 눈동자의 크기에 따라서 달라진다.

④ 비문증의 진단과 치료법

생리적 비문증과 병적 비문증을 구별하는 것이 중요하다. 유리체 혼탁으로 인한 비문증이 바로 병적 비문증이다.

생리적 비문증과 병적 비문증은 보통 환자가 느끼는 비문증 형태에 따라 어느 정도 구별이 가능하다. 생리적 비문증은 눈앞에 떠다니는 물체가 투명하고 무색에 가깝다. 또한 그 물체가 일정한 형태를 띠고 있으며 비문의 운동도 비교적 일정한 편이다.

그에 비해 눈앞에 떠다니는 물체가 불투명하고 검은 것이라면 병적 비문증으로 볼 수 있다. 그 형태도 일정하지 않으며 비문의 운동 또한 몹시 불규칙하다. 이상한 비문이 갑자기 나타나도 병적 비문증을 의심해봐야 한다.

밝은 곳에서 비문증이 느껴졌는데 시력장애가 없을 시에는 생리적 비문증이고 시력장애가 있으면 병적 비문증으로 볼 수 있다.

⑤ 비문증의 한의학적 관점

한의학에서는 비문증이 운무이정(雲霧移睛), 안화(眼花) 등에 속한다. 운무이정과 안화는 대다수가 간, 담, 신 3경의 장애와 관련되는데 일반적으로 몸이 허약하고 신원(腎元)이 부족하면 저 3경의 장애가 잘 발생한다. 출산 시 실혈을 많이 했거나 슬퍼서 눈물을 많이 흘리는 경우, 생각이 많고 성을 잘 내는 여성들에게서도 많이 발생한다.

뿐만 아니라 열병으로 진음(眞陰)이 손상되어 눈을 자양(滋養) 하지 못했을 때도 운무이정과 안화, 즉 비문증이 야기된다고 할 수 있다. 또한 열로 기혈이 손상되거나 화로 경락이 울체되면 혈열망행(血熱妄行)이 이루어진다. 혈열망행이란 피가 혈맥을 따라 흐르지 못하고 혈맥 밖으로 흘러나오는 증세를 가리키는 것이다. 혈열망행으로 혈맥에서 유출된 혈액이 안구로 들어가 어혈을 형성하면 그 때문에 비문증이 나타나기도 한다.

그런가 하면 다른 눈병들의 병발 또는 속발로 담습이 안구 내에 모이는 경우가 있다. 결국 그로 인해 비문증이 야기되거나 습열의 울증으로 비문증이 발생하기도 하는데, 이런 경우는 임상에서도 적지 않게 보게 된다.

⑥ 비문증의 일반적인 한의학적 치료법

비문증의 대다수가 간, 담, 신 3경의 장애로 인해 발생하므로 비문증 치료는 그 3경의 장애를 호전시키는 것 위주로 한다.

그 중에서 신원(腎元)의 부족으로 정혈의 소모와 관계되는 경우에는 대개 현훈, 이명, 요부와 슬부의 산통감, 무력감이 나타난다. 그럴 때에는 보신익정(補腎益精)하는 방향에서 명목지황환과 주경환 등을 쓴다.

실혈과다로 인한 것은 안구의 삽통감이 오후가 되면 미골까지 뻗을 정도로 심한 편이다. 안구의 삽통감이 심한 이유는 혈액이 많이 유출되면서 혈허로 인한 허열이 눈에 침습하기 때문이다. 그 경우에는 양혈자음(養血滋陰)하는 방향에서 궁귀보혈탕, 자음지황환 등을 쓴다.

칠정으로 인하여 기를 소모하고 음을 손상하여 간경풍열이 역상할 때에는 대부분 머리와 눈에 창통감이 있고, 심중번열감이 있으며 맥이 현세삭하다. 이때에는 익기화음(益氣和飮)에다가 간경풍열을 제거하는 방향에서 영영강활탕을 쓴다.

만일 습열의 울증으로 탁기가 위로 떠올랐을 때에는 거습청열(祛濕淸熱)하는 방향에서 저령산을 쓰고 다음에는 유인환을 쓴다.

그리고 담습으로 발생된 경우에는 화담행습(化痰行濕)하는 방향에서 이진탕에 저령 택사 등을 가미하여 쓴다

소아시력

눈의 굴절은 신체의 성장과 더불어서 진행된다. 갓난아이일 때는 원시였다가 점차 눈이 굴절되면서 3-4세경에 이르면 정시가 되는데 9-12세에 이르러서야 정시가 되는 경우도 있다.

일반적으로 한번 저하된 시력은 개선이 어렵다. 그래서 초등학교에 들어가기 전부터 안경을 착용하기 시작한 아이는 평생 동안 안경을 착용하면서 시력을 교정할 수밖에 없다.

하지만 '축성 비정시'는 한의학적 치료를 통해 얼마든지 시력을 개선시킬 수가 있다. 축성 비정시란 안구의 축이 정상보다 길거나 짧아서 나타나는 굴절이상이다. 안구의 축이 정상보다 길었을 때는 '축성 근시'가 나타나며 안구의 축이 정상보다 짧았을 때는 '축성 원시'가 나타나게 된다.

〈제1장 눈의 구조〉에서 설명했듯이 눈의 굴절이 정상적으로 이루어지지 않았을 때 나타나는 증상이 근시와 원시, 난시이다. 최근 들어 어린이들의 안경 착용 사례가 늘어났음은 누구나 공감할 것이다. 그 말은 요즘 어린이들 눈에서 '굴절이상'이 예전보다 빈번히 발생하고 있음을 뜻한다. 그래서 굴절이상으로 어린이들의 시력이 저하되어 초등학교에 들어가기 전부터 안경을 착용하는 아이들이 늘어나고 있는 것이다.

그 사실은 통계를 봐도 확인할 수 있는데 우리나라 초등학생의 50~60%가 굴절이상으로 인한 시력저하 증상을 보이고 있다고 한다. 그 중 근시가 30%, 원시가 10~25% 정도다. 초등학생의 과반수가 정시가 아닌 근시와 원시의 시력을 지니고 있는 것이다.

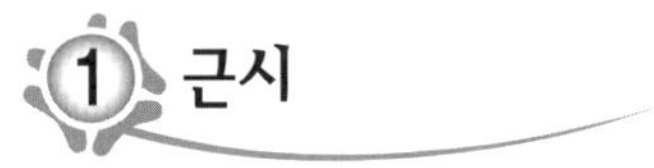

1 근시

근시란 안구의 길이가 정상보다 길거나 각막 또는 수정체의 굴절력이 너무 강해서 물체의 상이 망막보다 앞에 맺히는 굴절 이상을 말한다. 때문에 가까운 곳은 잘 보이지만 먼 곳은 흐릿하고 잘 보이지 않게 된다. 근시는 굴절성 근시와 축성 근시 등 2종류로 나누어 진다.

굴절성(屈折性) 근시는 굴절이 너무 강해서 생기는 근시로, 경도 근시의 대부분은 이에 속한다. 치료법은 특별히 없기 때문에 주로 안경이나 콘택트렌즈로 해결하고 있다.

축성(軸性) 근시는 안구의 길이가 너무 길어서 생기는 근시로, 고도 근시의 대부분은 이에 속한다. 또한 근시는 그 정도에 따라 다음 도표와 같이 5단계로 구별된다.

근시는 25세 전후에서 좋아지는 경우가 많다고 하지만, 계속 진행되는 경우도 의외로 많다. 그렇게 되면 망막에 여러 가지 변화를 일으켜 각종 안질환을 유발할 위험이 있다.

-10디옵터(렌즈의 도수) 이상을 보통 악성 근시 또는 병적 근시하고 한다. 이는 안구의 길이가 길어짐에 따라 안구가 뒤쪽으로 늘

어나기 때문에 여러 가지 안질환을 유발하게 된다.

대표적인 안질환으로는 문리상(紋理狀) 안저, 위시신경염(僞視神經炎) 코누스, 황반부 출혈, 황반부 변성, 초자체 혼탁, 초자체 박리, 망막 변성, 망막 열공(裂孔) 등이 있다.

이러한 안질환은 시력감퇴를 초래하게 되는데, 망막열공을 제외하고는 현재 예방법이나 치료법이 전혀 없는 실정이다.

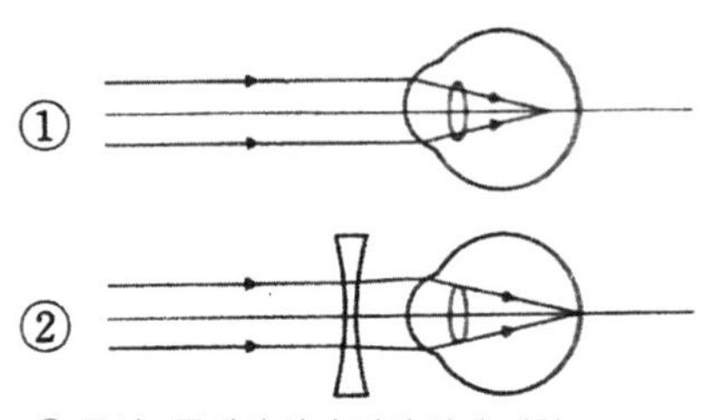

〈근시의 5단계〉

경도근시	-3D 이하
중증도근시	-3D ~ -6D
고도근시	-6D ~ -10D
최고도근시	-10D ~ -16D
극도근시	-16D 이상

※D(디옵터) : 렌즈의 도수

가성근시

컴퓨터 작업 또는 컴퓨터 게임, 지나친 텔레비전 시청 등을 장시간 계속하게 되면 모양체가 극도로 긴장되면서 시력감퇴를 일으킨다.

이와 같이 원래 눈이 나쁘지 않은데도 지나치게 눈을 혹사시키거나 환경적 요소에 의해 시력이 나빠져 정상으로 돌아오지 않는 상태를 흔히 가성 근시 또는 위근시(僞近視)라 부른다.

몇 년 전까지만 해도 가성 근시는 수험생이 대부분이었다. 그러나 최근에는 초등학생, 중고등학생뿐만 아니라 남녀노소를 불문하고 가성 근시에 의한 시력감퇴를 호소하고 있다. 이처럼 현대사회는 눈의 수난시대라 해도 과언이 아닐 것이다.

경도 근시는 대부분 가성 근시에 속하는 경우가 많다. 서양의학에서는 가성 근시에 대한 치료법으로서 일반적으로 다음과 같은 방법을 사용하고 있다.

① 약물요법(아트로핀, 미들린)
② 볼록 렌즈법(+10~30디옵터의 볼록렌즈를 이용하여 모양체근의 긴장을 완화시킨다.)
③ 눈 체조법(먼 곳과 가까운 곳을 번갈아 주시함으로써 눈의 긴장을 푼다.)
④ 시력 교정수술

한방에서는 가성 근시의 치료에 영계출감탕, 오령산, 시호제, 소건중탕, 억간산 등을 주로 사용한다.

이때 가성 근시에 현기증, 위내정수를 동반할 때는 영계출감탕, 구갈 또는 위내정수를 동반할 때는 오령산, 허약체질 또는 복직근의 긴장이 있으면 시호계지탕, 어깨결림, 목결림, 흉협고만이 있는 경우에는 소시호탕, 허약아 또는 복벽 긴장이 나타나면 소건중탕, 신경증상이 보일 때는 억간산 등을 주로 사용한다.

고도근시와 합병증

앞에서도 말했듯이 고도근시는 갖가지 안질환을 유발시킨다. 그러나 서양의학에서는 아직 특별한 예방법이나 치료법이 거의 없기 때문에 정기적인 진찰만을 권유하고 있는 실정이다.

고도근시인 경우라도 젊은 사람은 안경을 착용함으로써 생활하는데 지장은 없지만, 40대에 접어들면 시력 교정이 어려워진다. 그것은 다시 말해 안질환 또는 합병증을 초래할 가능성이 아주 크다는 것을 의미한다.

한의학에서는 근시가 있는 사람에게는 수독과 어혈이 있다고 보고 있다. 특히 고도근시는 심각한 수독 증상과 어혈 증상을 나타내는 경우가 많다. 이런 증상이 심해짐에 따라 고도근시에 의한 갖가지 합병증을 초래하게 된다.

따라서 수독과 어혈을 한방치료를 통해 사전에 예방함으로써 안질환의 합병증을 충분히 막을 수 있는 것이다.

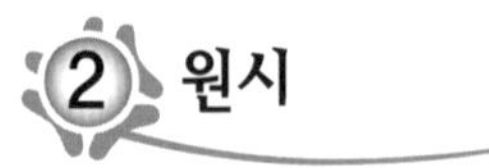

2 원시

원시란 안구의 길이가 정상보다 짧거나 각막 또는 수정체의 굴절력이 너무 약해서 물체의 상이 망막보다 뒤에 맺히는 굴절 이상을 말한다. 때문에 먼 곳은 잘 보이지만 가까운 곳이 잘 안 보이는 것이다. 원시는 굴절성 원시와 축성원시 등 2종류로 나누어진다.

굴설성 원시는 굴절이 너무 약해서 생기는 원시를 말하며, 경우에 따라서는 각막 또는 수정체의 이상에 의해 나타나기도 한다. 축성원시는 안구의 길이가 너무 짧아서 생기는 원시로, 대부분의 원시는 이에 속하는 경우가 많다.

원시가 심하지 않고 조절력이 충분하면 대부분 시력은 양호한 편이지만, 시력이 자주 변동하는 경우도 많다. 대체로 3~8세까지는 안구 발육이 덜 된 상태이기 때문에 원시인 경우가 많으며, 성장함에 따라 정상 시력을 회복하게 되는 경우가 많다. 그러나 원시가 계속 진행되는 경우도 있다.

젊을 때는 원시가 있어도 수정체의 탄력이 좋기 때문에 가까운 곳도 잘 볼 수 있지만, 40대에 접어들면 수정체의 굴절력이 급격히 떨어지므로 가까운 곳이 잘 보이지 않게 된다. 따라서 원시는 보통 40대 이전에 큰 불편을 느끼지 않지만 40대 이후에 증세가 나타나는 것이다.

특히 원시가 너무 심해 안정피로(眼精疲勞)를 호소하거나 사시를 유발할 경우에는 어쩔 수 없이 안경을 착용해야 한다.

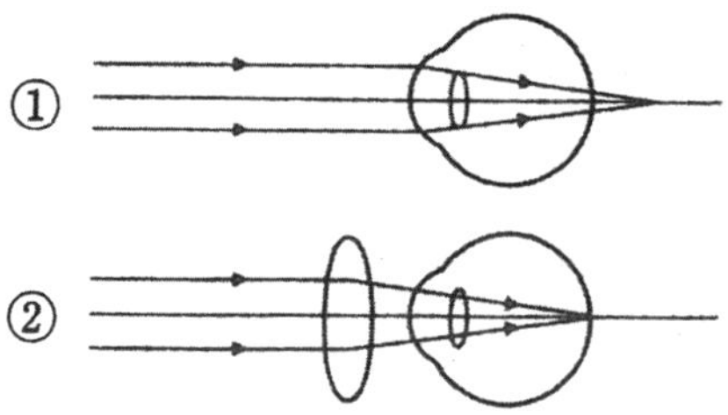

① 원시 : 물체의 상이 망막 뒤에 맺힘
② 근시 : 볼록렌즈에 의해 물체의 상이 정확히 망막에 맺힘

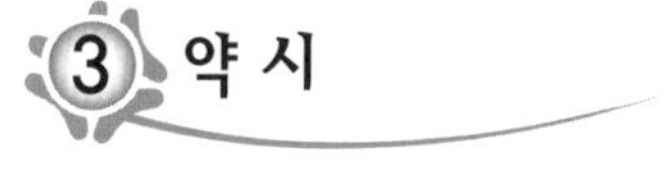
약 시

약시의 정의와 발생원인

약시는 기질적인 원인이 없는데도 시기능 저하가 나타나는 증상을 말한다. 대개 한쪽 눈에서만 약시가 발생하는 경우가 많으며 안경을 착용해도 교정이 되지 않는다. 인구 100명 중 4명 정도가 발생하는 것으로 알려져 있다.

약시가 발생하는 원인은 대개 세 가지로 대별된다. 첫 번째는 부모로부터 물려받은 유적적인 영향 때문이고 두 번째는 음식 섭취의 부족이나 육식 위주의 편식을 했을 경우 발육장애로 인해 약시가 나타날 수 있다. 그리고 마지막 세 번째는 몸에 열이 많은 아동 중에서 그 열이 머리 쪽으로 많이 올라가면 눈의 발달장애가 초래될 수 있다.

약시는 보다 조기에 발견하는 것이 가장 중요하기 때문에 취학 전 아동들에 대한 적극적인 시력검사가 필요하다. 이동식 간이 시력표를 유아원이나 소아과 등에 비치하여 아동들의 시력 검사를 의무적으로 하게 함으로써 이상이 있는 아동은 조금이라도 더 조기에 치료를 받을 수 있도록 해야 한다.

약시의 증상과 진단

약시는 보통 어렸을 때 시력이 정상적으로 발달되지 않아서 발생한다. 한쪽 눈은 대개 정상적인 시력으로 발달하고 다른 눈은 약시가 된다. 그래서 자신의 자녀가 약시일 경우 한쪽 눈 시력이 정상이기 때문에 살아가는 데 어렵지 않겠거니, 하고 여길 수도 있지만 산다는 건 무수한 변화들의 연속이다. 혹 사고로 시력이 정상인 눈이 다칠 수도 있는 일이고 어떤 직업에서는 한쪽 눈의 시력만 좋을 때 부적합한 경우도 있다.

약시는 가능한 빨리 발견하여 초기에 치료를 시작해야 한다. 하지만 약시를 알아내는 것은 쉽지가 않다. 아이가 스스로 알기는 곤란하며 부모가 보아서도 눈에 사시가 있거나 하지 않다면 발견하기가 쉽지 않은 경우가 대부분이다. 따라서 약시를 판별하는 테스트 사항을 기억해두었다가 자녀가 그런 행동과 습관을 보인다면 병원을 찾아 정밀검사를 받아보아야 한다.

약시의 진단은 시력표로 시력을 측정했을 때 양안의 시력이 안경으로 교정을 해도 차이가 많이 날 경우에 내려진다. 소아들의 시력을 측정할 때는 한쪽 눈을 가리고 아이의 행동을 면밀히 관찰하는 방법을 사용한다. 만일 한쪽 눈에 약시가 있다면 그 소아는 눈이 잘 안 보여서 눈가리개를 떼려고 하거나 눈가리개 주변으로 보려고 한다.

약시의 일반적인 치료법

보통 시기능은 만 8세 내지 9세가 되면 완성이 된다. 따라서 그 이전 영유아기 때 치료를 받으면 시력이 교정될 수도 있지만 그 시기를 넘기면 치료가 매우 어려워진다. 치료를 해도 최선이 시력이 더 나빠지지 않는 것일 뿐이다.

약시를 치료하는 방법으로는 가림 치료법이라는 것이 있다. 정상안을 수개월 동안 가려서 못 보게 하고 약시안으로만 보게 하는 것으로서, 그렇게 하여 약시안만 자극을 받아 시력 발달의 기회를 갖게 하는 것이다. 치료의 성공 여부는 약시의 정도와 치료가 시작된 아동의 연령대, 그리고 부모의 관심과 참여에 달려 있다. 아이들은 잘 보이는 눈을 가리려고 하지 않기 때문에 부모의 적극적인 노력이 있어야 가림치료법이 효과를 볼 수 있는 것이다.

만일 백내장이 있는 경우는 백내장 수술 후 역시 가림치료법을 병행하여 약시 치료를 해야하며, 사시인 경우는 사시 수술 전에 약시를 먼저 치료하고 사시 수술 후에도 계속 치료를 해야 한다.

④ 하성한의원의 소아시력 치료법

소아시력의 한약요법

한의학에서는 시력의 약화가 궁극적으로 간(肝)과 신(腎)기능의 쇠약함에서 기인하는 것으로 분석하고 있다. 따라서 한방에서의 약시와 근시 치료는 유기적인 진단과 치료관점 하에서 이루어진다. 즉 눈 자체의 질환만 치료하기보다는 오장육부의 기능적인 불균형을 조절하는 방법으로 시력을 유지하는 데 관건이 되는 간혈

(肝血)을 맑게 하고 쇠약해진 하초의 정(精)을 보하면서 신(腎) 기능을 회복시키고 간열, 폐열을 없애면서 혈액순환을 조절하는 치료방법 등으로 체질과 변증에 따라 분석하여 각각의 한약재를 선별하며 처방에 사용하고 있다. 이로써 이이들은 시력회복과 함께 저항력과 면역력이 강화되고, 성장에도 뛰어난 효과를 얻어낼 수 있는 것은 전인치료적인 한방치료의 분명한 장점이라 하겠다.

소아침 요법

소아 시력저하 개선을 위한 한의학적 치료법은 무엇보다 통증이 없다는 장점이 있다. 그런데 그 말을 들으면 이런 의문이 들 것이다. 한의학적 치료법이라면 침을 놓는 것이 기본일 텐데 그런데도 통증이 없을 수 있을까? 그렇다고 할 수 있다. 그 이유는 침을 놓지 않고도 침을 놓은 것과 유사한 치료효과를 얻는 치료법을 사용하기 때문이다. 아이들에게는 공포와 긴장감을 주지 않을까 염려스러워 가급적 침이 동원되지 않는다. 목과 눈 주위에 있는 특정 혈자리에 눈 마시지와 지압요법을 활용하고, 미세전류 치료기와 광(바이오) 치료기를 이용하여 침의 효과를 대신하는 것이다. 그와 함께 재미있고 효과적인 눈 운동기기를 사용하여 침을 두려워하는 아이들에게도 어렵지 않게 시력개선 효과를 얻어내고 있다. 물론 침을 무서워하지 않는 아이라면 약침치료와 함께 침치료를 병행하여 치료효과를 더욱 높일 수 있다.

교정치료

턱이나 경추 배열상태가 좋지 못한 아이에게 근시나 약시 등의 시력저하 증상이 더욱 쉽게 올 수 있다. 특히 뚜렷한 환경적 자극

요인이 없는 데도 불구하고 고도근시 등으로 급속한 시력저하 현상이 일어나는 아이들은 턱관절이나 경추 등의 구조적인 이상을 가지고 있을 가능성이 아주 높다. 진단을 통해 아이들에게서 이런 문제들을 발견하면 한방추나요법과 수기치료 등의 치료 방법을 이용하여 턱이나 경추를 함께 교정해주어 짧은 시간에 시력개선 효과를 크게 얻을 수 있다. 이런 교정술은 통증이 없고 안전해 어린 아이들에게 적합한 것 또한 큰 장점이다.

(제4장 하성한의원의 구체적인 치료방법에서 교정요법부분에 보다 자세한 설명이 적혀있다.)

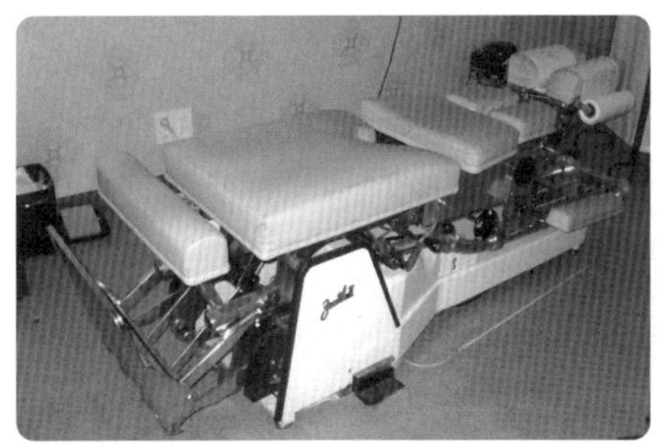

체형교정치료기

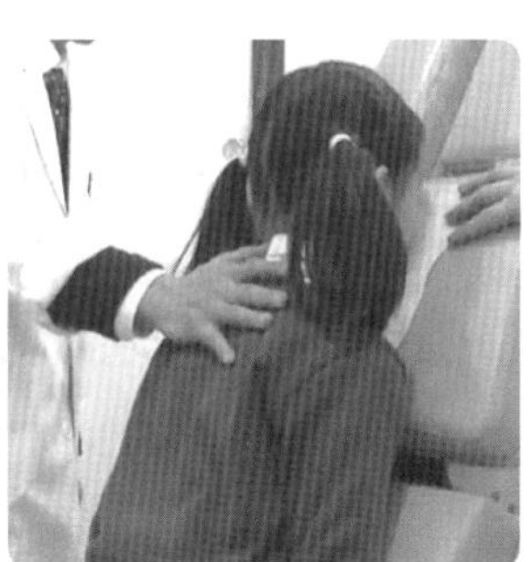

치료시범

물리치료(미세전류치료기)

미세전류치료기 master-3000은 이상부위에 생체 전류를 이용한 컴퓨터파형 콘트롤 자극기이다. TENS를 비롯한 종래의 간섭파 자극기는 환자의 상태를 관찰하고 터득한 후 그것에 맞추어서 자극의 성질, 강도, 시간 등을 결정하고 치료한다. 그러나 master-3000은 끊임없이 도전도를 측정하여 환부가 필요로 하는 것을 임의로 선택해서 보내고 있으며, 다르게 설명하면 무엇을 치료하는 것이 아니고 인간이 가지고 있는 자연치유력을 가장 효과적으로

회복시켜내는데 도움이
되는 기계중의 하나라고
말할 수 있다. 이 미세전
류치료기를 통해 안구 주
위의 기혈 순환을 도와서
안구 주위 근육과 신경의

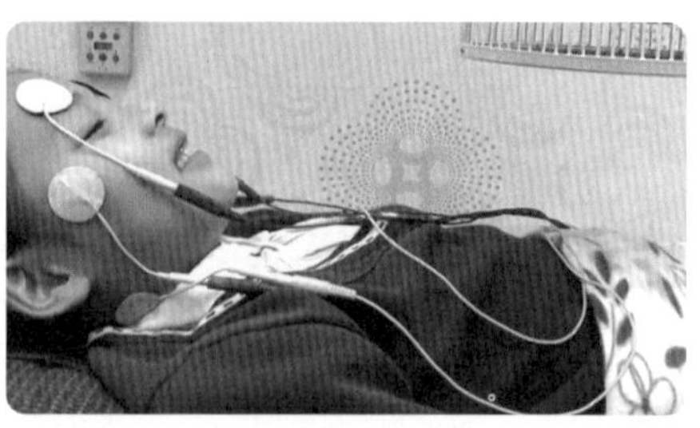

미세전류치료기

조절 능력을 향상시키고 침을 무서워하는 아이들에게는 침치료 대
신 사용하여 좋은 효과를 얻어내고 있다.

⑤ 시력개선 운동요법

드림렌즈 눈호흡 요법

• 기존의 렌즈 요법은 안경을 착용하여 시력을 교정하는 것이었
다. 그런데 '한방 드림렌즈눈호흡 요법'은 마음속으로 드림 렌즈
(Dream Lens)를 착용하여 사물을 인식하게끔 훈련하는 방법이다.

이 요법을 실시하려면 우선은 한의원에서 한방 3대 시력을 측정
하여 한방 예상시력(Dream Eye)의 처방을 받아야 한다. 그 예상
시력에 따라 한의사가 환자인 어린이나 학생들의 마음속에 적절한
드림 렌즈를 착용시켜준다. 그리고는 실제 렌즈가 아니라 마음속
드림 렌즈를 통해 사물을 인식할 수 있도록 습관을 바꾸는 교육을
실시하는 것이다.

이 요법이 가져다주는 효과는 마음속 드림렌즈를 통하여 예상시
력의 강력한 비전을 가질 수 있도록 자신감을 키워주는 데 있다.

즉 "I Can get Dream Eye! /나는 드림아이를 가질 수 있다!"는 자신감을 항상 갖도록 해준다.

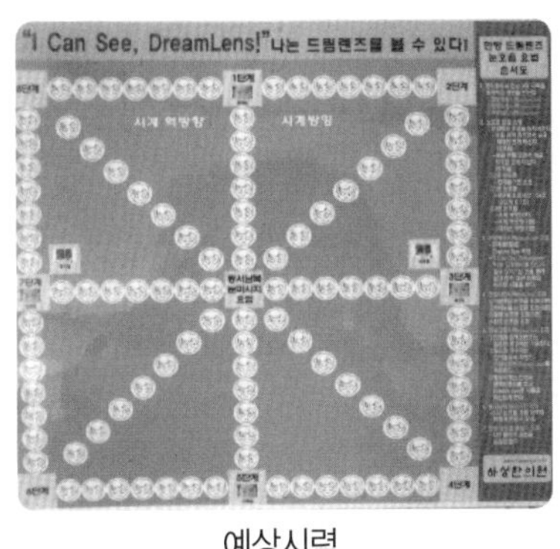

예상시력

• 눈호흡이란 안경을 벗고서 자연 빛과 눈 깜빡임, 호흡의 3가지 요소를 통해 시력운동을 하는 안구운동요법이다. 마음 속에 드림렌즈를 착용한 채로 예상시력(Dream Eye)이 보일 때까지 집에서나 학교에서나 꾸준히 할 수 있는 이점이 있다. 이 눈호흡 운동법은 약물치료 교정치료와 함께 안경을 쓰지 않아도 사물을 볼 수 있는 수준으로 시력개선을 도모해 나가는데 큰 몫을 차지한다.

스코프-EX 안구운동 요법

눈 주변과 안구의 진동기능, 지압기능을 통한 시신경 활성화로 시력 개선 효과를 가져오는 요법이다. 한방 눈호흡 요법과 동시에 진행하여 시력 개선에 시너지 효과를 발생시킬 수 있다. 한방 드림아이(Dream Eye)를 통하여 좌우 한방 예상시력을 구체적인 수치로 제시함으로써 시력 개선에 대한 목표를 갖게하고 특히 아이들이 쉽고 재미있게 활용할 수 있는 기구의 장점으로 꾸준히 치료를 해나갈 수 있다는 자신감을 강하게 심어주게 된다.

시력 의자 자세교정 요법

• 나쁜 자세는 시력에 악영향을 준다. ("제4장 하성한의원의 구

체적인 치료방법" 중 세번째 '교정 요법'을 참조할 것) 그런데 요즘
에는 어린이들이 과다한 공부 및 컴
퓨터 게임으로 책상 앞에 앉아 있는
시간이 길어지면서 몸이 비스듬하
거나 한쪽으로 기울어지는 것 같은
나쁜 자세가 자주 유발된다.

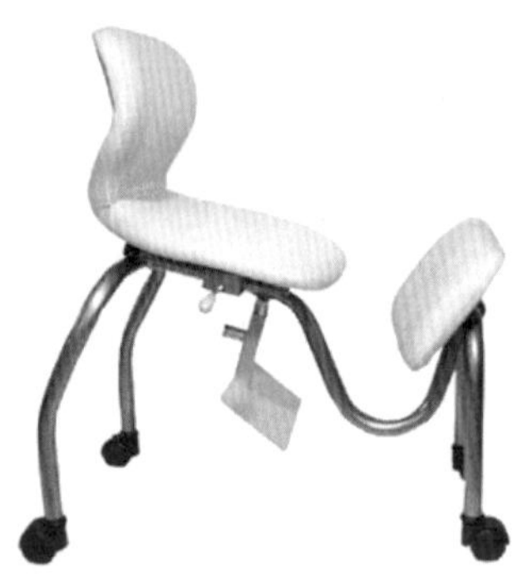

한방시력의자

  • 시력의자는 어린이들의 나쁜
자세를 교정해주기 위해 고안된 의
자로, 말을 탈 때 허리가 바로 세워
지는 원리를 응용하여 인체공학적으로 설계되었다. 따라서 어린이
가 앉기만 해도 항상 자연스럽게 바른 자세를 유지시켜주는 환경
적 요소를 제공하는 시력회복용 기능성 의자이다.

한방 동서남북 눈마사지 요법

<table>
<tr>
<td>태양혈[동]
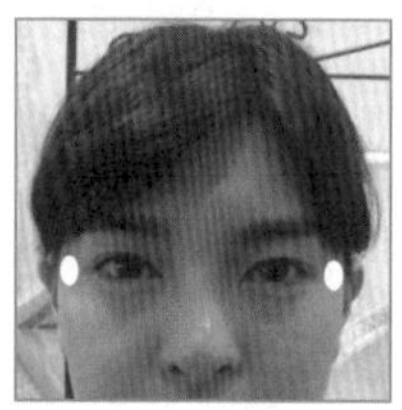</td>
<td>■ 혈자리 찾는 법 : 눈꼬리와 눈썹끝의 중간위치에서 귀쪽으로 조금 패인 곳.(관자놀이)
■ 마사지요법 : 좌우의 엄지손가락을 세우고 나머지 손가락을 가볍게 쥔다. 엄지로 태양혈을 누르면서 검지의 측면으로 눈의 상하를 문지른다.
(5회씩 돌려 안쪽, 바깥쪽을 반복)</td>
</tr>
<tr>
<td>청명혈[서]
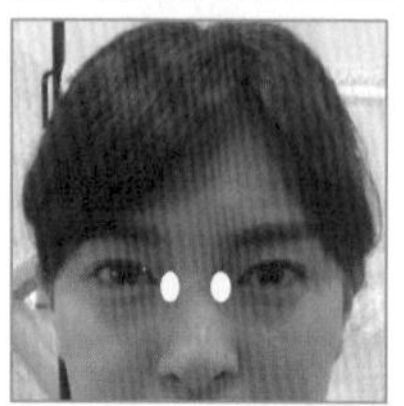</td>
<td>■ 혈자리 찾는 법 : 양 눈의 안쪽과 코 사이에 작게 패인 곳.
■ 마사지 요법 : 오른쪽이나 왼쪽 손의 엄지손가락과 검지를 좌우의 정명에 대고 잡으면서 문지른다.
(5회씩 돌려 안쪽, 바깥쪽을 반복)</td>
</tr>
</table>

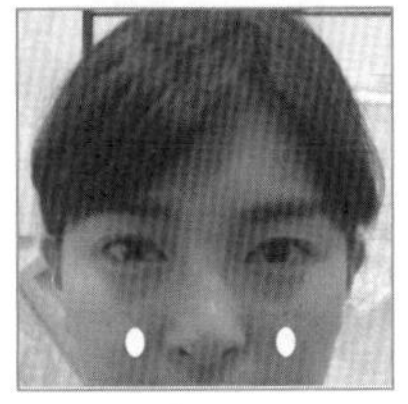

사백혈[남]

■ 혈자리 찾는 법 : 좌우의 검지와 중지를 모아 양쪽 코에 갖다 대고 중지를 떼었을 때 검지가 닿는 곳.

■ 마사지요법 : 엄지손가락을 아래쪽에 대고 그 턱을 받친 후 검지로 원을 그리듯이 사백을 눌러 문지른다.(5회씩 돌려 안쪽, 바깥쪽을 반복)

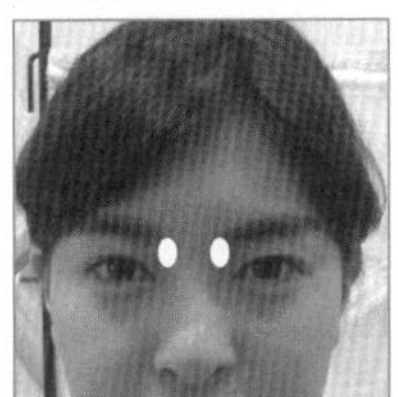

찬죽혈[북]

■ 혈자리 찾는 법 : 정면을 향했을 때 눈썹중앙에서 안쪽 2~3mm 내려간 눈의 안쪽 뼈에서 조금 패인 곳.

■ 마사지요법 : 엄지손가락을 찬죽에 대고 다른 손가락은 활 모양으로 구부려 이마 위에 놓는다. 이 상태에서 원을 그리듯이 찬죽을 눌러 문지른다
(5회씩 돌려 안쪽, 바깥쪽을 반복)

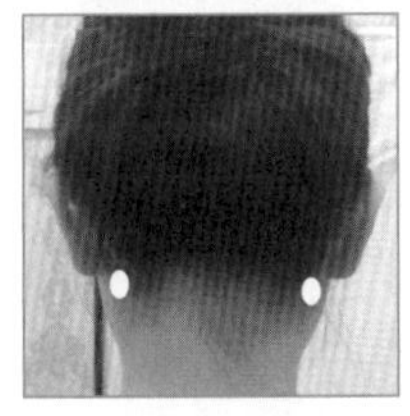

예풍혈

■ 혈자리 찾는 법 : 귓불의 바로 뒤에 조금 튀어 나와 있는 뼈(유양돌기)의 하단과 귓불 사이에 조금 패인 곳.

■ 마사지요법 : 좌우 귓불의 하단에 검지를 대고 좌우 동시에 귓불과 같이 예풍을 눌러 문지른다.
(5회씩 돌려 안쪽, 바깥쪽을 반복)

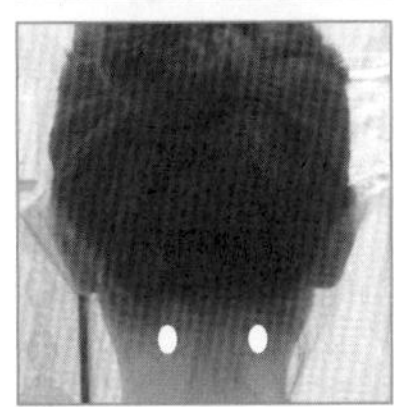

풍지혈

■ 혈자리찾는법 : 귓불의 바로 뒤에 조금 튀어 나온 뼈(유양돌기)의 하단과 뒤의 중앙의 잔 머리카락이 있는 곳으로부터(엄지손가락 폭만큼) 조금 올라간 곳을 이은 선의 중간점.

■ 마사지요법 : 중지와 검지를 붙이고 중지로 원을 그리듯이 풍지를 눌러 문지른다. 안쪽에서 바깥쪽으로, 바깥쪽에서 안쪽으로 교대로 반복한다.
(5회씩 돌려 안쪽, 바깥쪽을 반복)

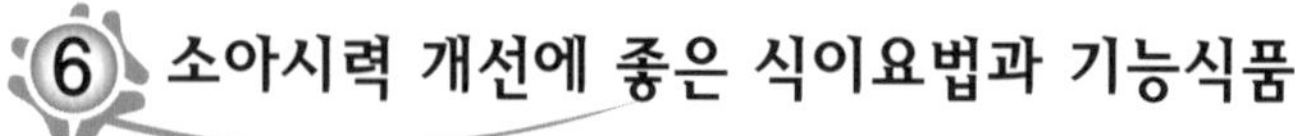

6 소아시력 개선에 좋은 식이요법과 기능식품

최근 들어 소아시력 저하 현상이 늘어나고 있는 주 원인으로는 무엇보다 컴퓨터 사용과 학원 수업을 포함한 과다한 학습량을 들 수 있을 것이다. 컴퓨터를 오래 하고 책을 가까운 거리에서 보거나 엎드려 책을 읽으면 눈의 굴절에 안 좋은 영향을 미치게 된다.

따라서 각 가정에서는 자녀들의 시력개선을 위해 장시간 컴퓨터 사용을 하는 것을 적절하게 제어하고 책을 읽는 바른 자세 등을 교육하면서 다음과 같은 식이요법을 실시하는 것도 좋다.

동물성 음식

• 장어엑기스 : 고단백으로서 체력증강에 상당히 도움이 되며 특히 비타민A가 충분히 들어 있어 시력저하와 눈의 만성피로에 효과가 있다. 가성근시와 야맹증도 예방한다. 장어 5kg, 호박 1통 대추 1되를 넣고 60봉 정도 나오게 한 후 하루에 2봉씩 먹는다.

• 동물의 간 : 눈의 기능은 간장의 기능과 깊은 관련이 있어 간 기능이 저하되면 눈의 피로, 충혈, 시력저하 등의 현상이 나타난다. 동물의 간은 간장을 튼튼하게 해주는 식품으로 알려져 있다. 비타민A도 많이 함유하고 있기 때문에 눈의 피로를 푸는데도 효과적이다.

이 외에 달걀노른자도 시력개선에 도움이 된다.

식물성 음식

• 당근주스는 비타민A의 전신인 카로틴이 풍부해 눈에 효과적인 간편한 음료다. 당근만으로 만들어도 좋지만 레몬을 조금 넣으

면 맛도 좋고 또한 레몬에 들어있는 구연산이 당근의 비타민C파괴효소의 작용을 억제하여 비타민C의 흡수를 도와준다. 중간크기의 당근2개와 레몬1/2개를 합해 즙을 내면 1컵 정도의 주스가 나온다. 이 양을 1회분으로 하여 날마다 마신다.

당근 외에 비타민이 많아서 눈에 좋은 식물성 식재료에는 구기자와 시금치, 토마토, 파슬리 등이 있다.

• 블루베리

동의보감에서는 목속간(目屬肝)이라고 표현하고 있다. 즉 눈은 간이 돌보고 보충해 주는 곳이란 뜻이다. 눈이 빛나고 맑고 깨끗해지는 힘은 전적으로 간의 힘에서 나온다는 것이라고 할 수 있다. 그러므로 간에서 맑은 혈액을 눈으로 공급해 줘야하는데도 불구하고 간질환이나 간에 문제가 있으면 눈이 빨갛게 충혈이 되고 점차 시력이 나빠지게 된다.

인간의 안구 망막에는 시력에 관여하는 로돕신이라는 색소체가 있는데 이 로돕신이 부족할 경우 시력저하와 각종 안질환을 유발한 수 있다. 그러나 블루베리를 꾸준히 섭취하면 안토시아닌 색소가 로돕신의 재합성을 촉진하면서 시력이 좋아질 수가 있다.

⑦ 꼭 체크해야 할 생활습관

① 시력운동

• 시간을 정해서 눈호흡 운동을 한다.

• 물체가 뚜렷이 보일 때까지 바라본다.

• 눈을 찡그려서 보지 않는다.

- 수시로 먼 곳과 가까운 곳을 번갈아 주시해 준다.

- 매일 먼 곳을 바라본다.

- 눈 운동법을 생활화 한다.

② 독서방법

- 눈과 책과의 거리는 30cm를 유지한다.

- 엎드리거나 누운 상태는 하지 않는다.

- 달리는 차안에서는 독서를 하지 않는다.

- 적절한 조명을 유지하고 독서 시 불빛은 좌측 상방에서 내려오도록 한다.

- 안경은 꼭 필요할 때에만 쓴다.

- 독서 후 반드시 눈운동법을 한다.

③ TV습관

- 2m이상 떨어져서 시청한다.

- TV의 위치는 눈보다 약간 낮은 곳에 놓고 본다.

- 시청후 반드시 눈 운동법을 한다.

- 장시간 TV를 보지 않는다.

④ 자세

- 몸에 맞는 책상과 의자를 선택한다.

- 책상의 위치는 밖이 보이는 창가에 놓는다.

- 공부방 벽에는 시력표나 달력 등을 붙여놓고 때때로 본다.

- 시력의자를 생활화한다.

⑤ 컴퓨터

- 컴퓨터 모니터는 빛과 열이 나오므로 충분한 거리 40cm이상 유지 한다.

- 매시간마다 10분 휴식을 취한다.

- 휴식을 취할 시 눈 운동법을 한다.

제4장
하성한의원의
구체적인 치료방법

하성한의원에서는 전통적인 한의학적 진찰법에 현대적인 방법을 접목시켜 눈 질환을 진찰하고 있다. 문진 및 맥진법 같은 전통적인 진찰법에 홍채 검사 등의 방법을 접목시키는 것이다.

그에 따라 눈 질환을 야기한 근본적인 원인이 밝혀지면 그 근본적인 원인을 제거할 수 있는 방향으로 치료를 실시한다. 그 치료를 통해 장부와 경락의 조화를 되찾음으로써 수술하지 않고도 눈 상태를 호전시키는 것이다. 그 치료법은 크게 한약요법과 약침요법, 교정요법, 운동요법으로 나뉜다.

한약요법(약용차 포함)

약물요법은 하성한의원에서 수년간의 연구를 거쳐 나온 처방을 체질과 병증에 맞게 쓰고 있다.

허증의 80~90% 이상을 차지하는 신음허증(腎陰虛症)에는 숙지황, 구기자, 산약, 산수유, 구판, 여정실, 자하거, 복분자, 토사자 등의 약재 위주로 구성된 신음허 약이 나가고 있다. 정확한 체질을 분석하여, 사상체질인 태음인, 소음인, 태양인, 태음인으로 나누고 또 체질 중에서도 병증에 맞게 약이 나간다.

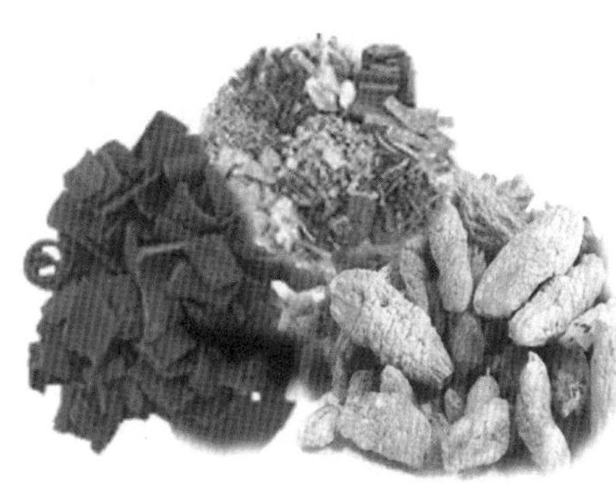

각종 한약재료들

실증의 80~90% 이상을 차지하는 간화실증(肝火實證)에는 갈근, 단삼, 감국, 만형자, 조구등, 별갑, 석창포, 산조인, 원지 등의 약재를 위주로 쓰고 있다.

이밖에 치료효과의 증대를 위해 하성한의원이 추천하는 눈에 좋은 약용차는 다음과 같다,

 ## 신음허증에 활용하기 좋은 약용차

구기자차

보신익정(補腎益精), 양간명목(養肝明目)의 효능이 있고 피로회복, 신경쇠약, 자양, 강장에 좋고 신장기능을 높여 생식 및 배설능력을 강하게 해준다. 노인성 백내장과 노안의 예방 등 시력 감퇴에도 효능이 있다.

구기자를 차로 만들려면 먼저 알이 굵은 구기자를 준비하여 물에 씻어 건조한 후 끓은 물에 구기자를 넣고 중간 정도의 불에서 감초와 함께 40분 정도 달인다.

복분자차

보익간신(補益肝腎), 고정축뇨(固精縮尿)의 효능이 있는 복분자는 산딸기 나무의 덜 익은 열매를 말린 것이다. 복분자차는 신장의 기능을 보해 정을 치밀게 하는 작용을 하며 빈뇨증과 야뇨증에 효과가 있다. 또한 양위, 소변빈삭, 성선쇠약으로 인한 불임증에도 효과가 있으며, 쉽게 충혈되거나 백내장을 억제하는데 좋고 눈을 밝게 해주는 특징이 있다. 복분자 30g정도에 물 1000ml를 넣고 30분 가량 끓인 후 건더기는 걸러내고 국물만 찻잔에 따라 마신다.

 ## 간화실증에 활용하기 좋은 약용차

국화차

평간양(平肝陽) 소산풍열(疏散風熱) 명목(明目) 청열해도(清熱解

牘)의 효능이 있는 국화는 관상용과 약용 국화로 나뉘는데 식용으로 쓰거나 약재로 활용하는 것은 바로 감국이라 불리는 약용국화다. 한의학에서 국화는 두통, 어지러움증 해소에 탁월하다고 본다. 〈본초강목〉에도 두통, 어지럼증, 팔 다리가 마비되고 감각이 마비되는 증상 등 신경 계통의 장애를 치료하는데 효능이 있고 간장을 깨끗하게 해준다고 나와 있다. 또한 국화에는 비타민A와 비타민C, 미네랄 등 천연 영양소가 풍부해 피로회복에 도움을 주는데 특히 눈의 피로를 회복시키는데 뛰어난 약효를 발휘한다.

국화 꽃잎을 데친 다음 냉수로 헹구고 물기를 빼서 보관한다. 그리고 3~4송이의 말린 국화를 찻잔에 넣고 90도 정도 따뜻한 물에 1분 정도 우려낸다.

결명자차

청간명목(請肝明目) 거풍열(祛風熱)의 효능이 있는 결명자의 주성분의 하나인 카로틴에 눈을 좋게 해주는 작용이 있다. 예전부터 전해오기를 결명자 차를 오래토록 끓여 먹으면 눈에 기운이 돌아 시력을 맑게 한다고 하였다. 〈동의보감〉에는 결명자 잎을 나물로 무쳐 먹으면 눈이 밝아진다고 기록돼 있다. 그리고 결명자로 베개를 만들어 베면 눈이 밝아질 뿐만 아니라 만성적으로 아프고 속도 자주 울렁거리는 이른바 두풍증도 예방할 수 있다. 하지만 결명자차는 눈을 맑게 해주지만 혈압이 낮은 사람은 피하는 것이 좋다.

결명자를 차로 만들려면 깨끗이 씻어 건조하고 프라이팬에 충분히 볶는다. 끓일 때에는 찬물에 결명자를 넣고 20분 동안 중간정도의 불에서 달이면 차로 마시기에 적당하게 된다.

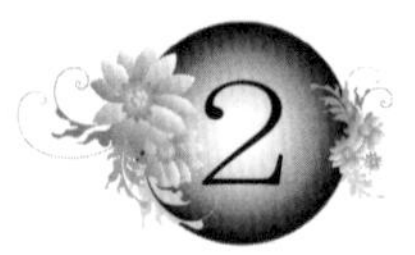

약침요법

① 약침요법이란?

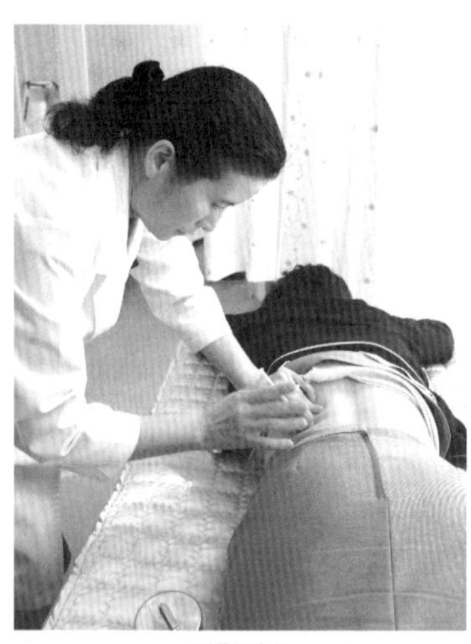

약침시술

약침요법은 한약을 달여서 추출한 약액을 고도로 정제하여 침을 놓을 혈 자리에 침 대신 약침액을 주사해 넣는 방식으로 한약의 장점과 침법의 장점을 결합해 치료효과를 극대화시킨 치료법이다.

약침 요법의 특징은 경혈의 자극 수단으로 한약을 사용한다는 점이다. 약물은 본초학적인 전래의 전(煎), 고(膏), 주(酒), 노(露), 정(酊) 등의 추출법을 복합적으로 이용하여 추출하며, 그 약효를 유지하며 경혈의 자극 수단으로 쓰임으로써 치료에 있어 침구 치료와 약물 치료의 장점을 동시에 가진다. 따라서 약침 요법은 질환에 따라 기존 치료방법의 몇 배에 이르는 탁월한 효과를 발휘한다. 약침 치료는 침 치료와 한약 치료가 가능한 대부분의 경우에 사용될 수 있는데, 일반적으로 약침에 사용하는 한약재는 다음과 같다.

약침에 쓰이는 일반적인 약재의 종류

단일약재 : 사향, 웅담, 우황, 녹용, 자하거, 봉독(동물성), 인삼, 홍화씨, 호두(식물성) 등등.

복합약재 : 단일 약재를 2~3가지 정도 혼합하여 사용한다. 예를 들면 사향+우황+웅담, 사향+우황 등과 처방 약재를 달여서 추출되는 한약 증류액을 사용한다. 황련해독탕 약재액, 독활기생탕 약침액, 육미 지황탕 약침액 등등.

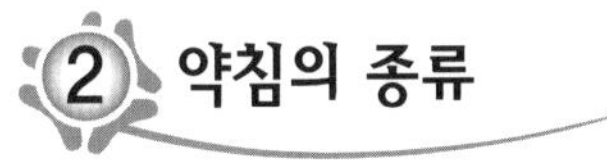

② 약침의 종류

약침의 종류로는 대략 다섯 가지 종류가 있는데, 필자는 이 중 경락약침과 팔강약침을 귀 질환 치료에 중요하게 활용하고 있다.

약침의 종류

- 경락약침 : 질환 부위 주변에 나타나는 반응점, 경결점을 정확히 찾아 그 곳에 한약 성분을 주입하여 기혈 순환을 촉진시키고 인체의 면역 기능을 향상시키는 약침 요법.
- 팔강약침 : 질병을 진단하는 한방 이론인 팔강변증을 위주로 진단하고, 방제학 이론에 따라 한약을 처방하여 배수혈, 모수혈 등 주요 경혈에 주입하는 약침 요법.
- 이 밖에도 체질 약침, 봉 약침, 자하거 약침 요법 등이 활용되고 있다.

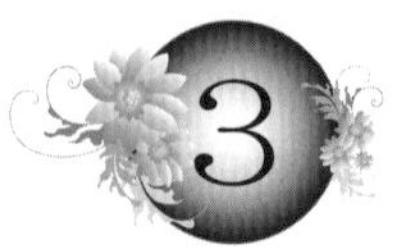

교정요법

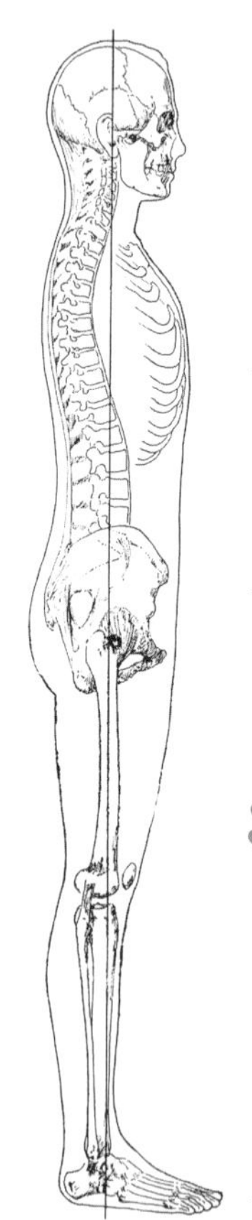

교정요법에서는 잘못된 자세를 바로 잡아 비틀린 경추와 턱관절장애를 호전시키는 데 주안점을 둔다. 대다수의 사람들이 건강을 위해 음식과 운동에는 신경을 쓰면서 바른 자세의 중요성은 상대적으로 제대로 인식하지 못하는 듯하다. 하지만 자세는 눈 질환 치료와 깊은 연관이 있을 뿐만 아니라 건강 전반에 아주 큰 영향을 끼치기 때문에 그에 대해 자세히 아는 건 매우 중요하다고 할 것이다.

① 잘못된 자세와 건강의 상관관계

잘못된 자세가 치명적인 이유는 척추에 부담을 주기 때문이다. 척추는 뇌에서부터 꼬리뼈에 이르기까지 명실상부한 우리 몸의 중심축이다. 뇌에서부터 꼬리뼈에 걸쳐서 뻗어 있다 보니 우리 몸의 중요한 기관들은 모두 척추와 연관되어 있다. 척추에 문제

바른자세때의 골격

가 생기면 척추측만증이나 척추후만증, 추간판(디스크) 탈출증 같
은 척추 자체의 질환뿐만 아니라 척추들과 인접해 있는 기관들에도
안 좋은 영향을 미치게 되는 것이다.

가령 척추 중에서 흉추(가슴등뼈)는 심장, 폐, 위, 기관지 등과 밀
접해 있다. 그래서 흉추에 이상이 생기면 기능성 심장장애와 천식,
속쓰림 등이 유발될 수 있으며 복부 및 생식기와 인근해 있는 요추
(허리뼈)에 문제가 발생하면 요통을 비롯한 소화 불량, 생리불순,
전립선 질환 등이 야기될 수 있다.

척추 중에서 맨 위에 자리 잡고 있는 경추(목뼈)는 두면부 및 뇌,
어깨 및 팔과 인근해 있다. 그러니 경추에 문제가 발생하면 어떤 일
이 일어날까? 두면부에 있는 눈, 코, 입, 귀 등에 질환이 발생하고
두통, 현기증, 고혈압, 어깨 및 팔의 통증 등이 유발될 수 있다. 뿐
만이 아니라 경추는 뇌하고도 닿아 있기 때문에 만일 경추에 이상
이 생겨서 뇌에서 뻗어 내려온 신경다발(척수)을 압박하게 되면 전
신마비까지도 올 수가 있다.

그것만이 아니다. 총 7개의 경추 중에서 제1경추와 제2 경추는
뇌간의 끝을 감싸고 있다. 뇌간은 뇌에서도 우리의 생명활동을 직
접적으로 주관하는 부위다. 다시 말해 뇌간이 심하게 눌릴 경우 우
리의 생명활동도 끝나게 된다는 뜻이다. 그렇기 때문에 제1경추와
제2 경추에 이상이 생겨서 뇌간을 압박할 시에는 목숨까지도 위태
로워진다.

② 나쁜 자세가 척추에 미치는 영향

인간은 직립보행의 운명을 타고 났기 때문에 척추는 늘 심한 하중을 받을 수밖에 없다. 척추가 S자 곡선을 그리고 있는 것은 바로 그 때문이다. 척추의 모양이 일자로 되어 있으면 압력이 직접적으로 가해지게 되지만 S자로 휘어져 있으면 그 압력이 골고루 분산되기 때문에 자연의 거룩한 섭리는 척추를 S자로 만든 것이다.

그런데 나쁜 자세는 자연의 거룩한 그 섭리를 와해시키고 만다. S자 곡선을 변형시킴으로써 중력이 골고루 분산되는 것을 방해하는 것이다. 중력이 골고루 분산되지 않으니 척추에 있는 조직도 더불어 망가질 수밖에 없다. 척추 사이사이에는 추간판(디스크)이 있어서 척추로 가해지는 압력을 흡수하고 관절이 있어서 유연하게 움직일 수 있도록 되어 있다. 그런데 나쁜 자세가 중력이 골고루 분산되는 것을 방해하여 척추에 가해지는 압력이 커지게 되면 디스크와 관절은 어느 순간 더 견디지 못하고 모양이 일그러지거나 원래의 자리에서 돌출해 버린다. 그렇게 해서 생기는 대표적인 질환이 우리가 흔히 '디스크'라고 부르는 '추간판 탈출증'이다.

뿐만 아니라 척추에 있는 근육과 인대에도 무리를 줌으로써 척추의 질서정연한 배열을 흩트려 놓는다. 척추는 근육과 인대들이 균형을 이루면서 잡아당기고 있기 때문에 제 모습을 유지하면서 서 있을 수가 있다. 그런데 나쁜 자세가 지속되면 어느 한쪽의 근육과 인대만 팽팽해지면서 그 근육과 인대에 염증 등이 발생한다. 척추를 붙들어매고 있던 끈이 약해졌다고 생각해 보라. 그러면 S자 질서 또한 흐트러질 수밖에 없다. 그 결과 여러 척추질환이 발생하고 앞서 설명한, 눈과 귀 같은 해당 척추와 관련된 기관들에도 문제가 파생되는 것이다.

그런데 안타깝게도 근래로 오면 올수록 척추질환을 포함하여 근골격계 질환이 증가하는 추세다. 두말할 것도 없이 나쁜 자세와 스트레스가 주원인이다. 그만큼 현대를 살아가는 우리들은 심한 스트레스에 시달리고 나쁜 자세를 취하게 만드는 환경 속에 놓여 있다는 뜻이다.

대중교통이 발달하고 개인의 자동차 소유가 증가한 지금, 우리는 일부러 운동을 하지 않는 이상 몸을 움직일 일이 과거에 비해 현저히 줄어들었다. 거기다 최근에는 어떤가. 컴퓨터 사용이 폭발적으로 늘어나면서 성인이건 청소년이건 할 것 없이 책상 앞에 앉아 있는 시간이 비약적으로 증가하지 않았는가. 따라서 잘못된 자세에 대한 경각심이 그 어느 때보다 절실하게 필요한 시점이라고 할 수 있다.

③ 경추장애를 경계하자

목(경추)은 혈관이 우리의 안면과 뇌로 들어가는 통로다. 따라서 목에 자리 잡고 있는 근육이 경직되어 있으면 눈과 뇌 등으로 들어가는 혈액의 흐름이 원활하지 못할 수밖에 없다. 혈액은 산소와 영양분을 공급해 주는 역할을 하므로, 목의 근육이 경직되어 있어 눈으로 가는 혈액의 흐름이 원활하지 않으면 눈은 산소와 영양분을 제대로 공급받지 못하게 된다. 필연적으로 눈이 허약해질 수밖에 없는 것이다. 그런 경우에는 특히 망막 질환들이 잘 발생한다.

최근 들어 경추장애를 유발하는 가장 큰 요인으로 컴퓨터 사용을 들 수 있다. 장시간 책상 앞에 앉아서 컴퓨터를 하면 고개가 앞으로 나아가게 된다. 머리의 무게중심을 잡고 시선 보정 등의 이유 때문에 책상 앞에 앉아 있을 때는 저절로 머리가 앞으로 숙여지는 것이다. 척추는 전반적으로 S자 곡선으로 그리다가 맨 위에 있는 경추로 오면, 경추는 C자를 그린다. 경추의 C자 곡선은 고개를 뒤로 젖혔을 때 가장 잘 나타난다. 그런데 그와는 반대로 머리를 앞으로 내민 채 장시간 있게 되면 C자 곡선이 점차 완화되면서 점점 일자로 변해게 된다. 그것이 요즘 어린이와 청소년들에게도 잘 나타나는 '거북목(일자목) 증후군'이다.

머리가 앞으로 내밀어져 있으면 경추의 근육은 앞으로 내밀어진 머리가 더 앞으로 떨어지지 않게 하기 위해서 아주 팽팽해지게 된다. 근육은 긴장을 한 다음에는 반드시 이완을 시켜줘야 하는데, 그렇지 않고 계속 경직된 상태를 유지하게 되는 것이다. 그 때문에 '거북목 증후군'이 발생하면 목의 통증과 피로감이 유발될 뿐만 아니라 경추와 연결되어 있는 어깨의 통증까지도 야기될 수밖에 없다. 그와 더불어 눈으로 가는 혈액순환을 원활하지 못하게 만들어 다양한 눈 질환을 일으키거나 심화시키는 요인으로 작용하는 것이다.

또한 경추의 이상은 경추 밑에 자리 잡고 있는 흉추와 요추, 골반의 문제에서 비롯되는 경우가 종종 있다. 다시 말해 잘못된 자세로 인해 흉추와 요추, 골반 부분에 측만증이나 전후만 감소 등의 증상이 있을 시 그 영향으로 경추까지도 비틀리게 되는 것이다. 따라서 그 부분의 문제를 함께 치료해 주면 경추 상태가 호전되어 결과적으로 눈 문제도 자연스럽게 호전되는 경우가 많다. 그것이 바로 하성한의원에서 눈 질환을 치료하면서 척추 교정을 병행하는 이유이기도 하다.

 난치성 눈 질환 한방으로 치료한다

④ 경추에 좋은 SCM운동법

그에 따라 하성한의원에서 눈 질환을 치료할 때 여러 가지 진단법을 사용하여 목과 전체 척추, 턱관절 상태도 함께 파악한다. 그 결과 상태가 나쁘면 한약요법, 약침요법을 실시하는 것과 더불어 경추와 척추, 턱관절의 교정도 병행한다. 교정은 카이로프랙틱과 함께 한방 추나를 하는 것으로 이루어지는데 특히 목의 긴장을 풀어주는 교정운동으로 SCM운동을 실시하고 있다.

SCM은 '흉쇄유돌근'을 가리키는 용어의 약자로, 흉쇄유돌근은 흉골(가슴뼈)의 상단과 쇄골(빗장뼈) 안쪽 끝에서부터 귀 뒤쪽에 이르기까지 비스듬히 뻗어있는 근육이다. 흉골과 쇄골에서부터 뻗어 나온다고 해서 '흉쇄유돌근'이라는 이름이 붙은 것이다. 좀 더 쉽게 생각하자면 흉쇄유돌근은 목 부분에 자리 잡고 있는 근육으로, 우리가 목을 구부리거나 옆으로 돌릴 수 있는 게 흉쇄유돌근이 움직여주기 때문이다.

따라서 흉쇄유돌근(SCM)이 긴장하면 목도 더불어 긴장할 수밖에 없고 흉쇄유돌근의 긴장을 풀어주면 목의 긴장도 완화하게 된다. 목의 긴장이 이완되면 결과적으로는 눈에도 좋은 영향을 미친다. 눈 질환뿐만 아니라 상습적인 두통과 어지럼증, 비염, 이명난청과 같은 질환을 앓고 있는 사람들은 하루에 1~2회 정도 이 운동을 해주면 좋다.

SCM(흉쇄유돌근) 운동

뭉친근육을 풀어주어 혈액순환을 개선시키고 녹내장, 망막질환 등 난치성 눈 질환을 완화시켜주는데 탁월한 효과가 있는 하미경의 하성한의원만이 자랑하는 SCM 자가치료 운동법을 소개합니다.

하루 5~10분씩 3회정도 시작해 보세요.

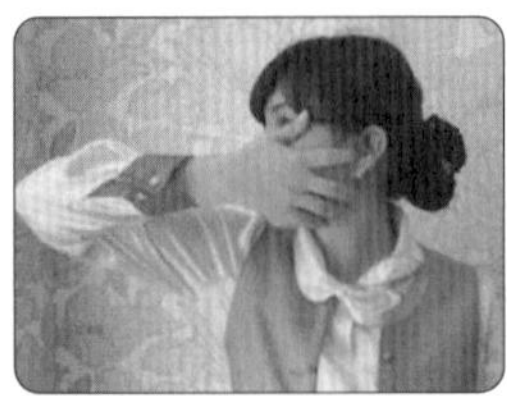

SCM 1번동작

- 두번째 손가락을 귀에 걸고 나머지 손가락 3개를 이용하여 갈고리 모양으로 턱을 감싸줍니다.
- 팔꿈치가 어깨 높이로 오게 하여 수평으로 자연스럽게 당겨줍니다.
- 당겨준 후 시선은 45º 위를 바라보며 턱도가볍게 올려줍니다.
- 반드시 목 어깨와 팔에 힘을 빼주고 힘을 뺀 것이 확인된 상태에서 5초간 유지합니다.

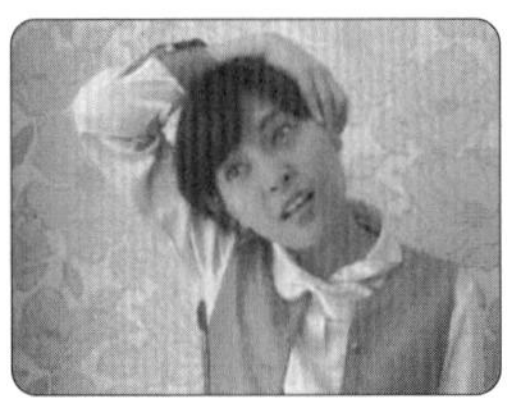

SCM 2번동작

- 손을 머리중앙으로 올려 세번째 손가락을 귀에 걸고 나머지손가락으로는 옆머리를 잡아당겨 줍니다.
- 이때 고개가 앞으로 떨어지지 않도록 주의합니다. 당겨준 후 시선은 45º 위를 바라보며 턱도 가볍게 올려줍니다.
- 반드시 목 어깨와 팔에 힘을 빼주고 힘을 뺀것이 확인된 상태에서 5초간 유지합니다.

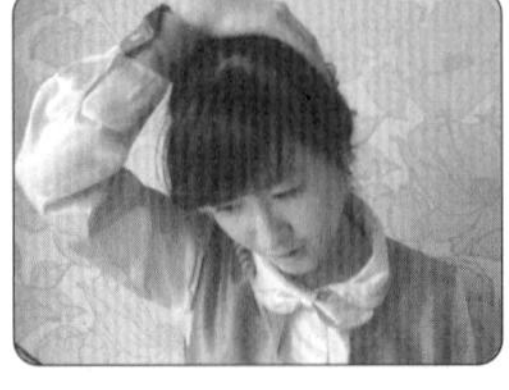

SCM 3번동작

- 손박닥 전체를 이용해 대각선으로 머리 뒤편 측면을 잡고 45º 각도로 숙여준다.
- 이때 목 어깨와 팔에 힘을 뺀 것이 확인된 상태에서 5초 정도 유지합니다.

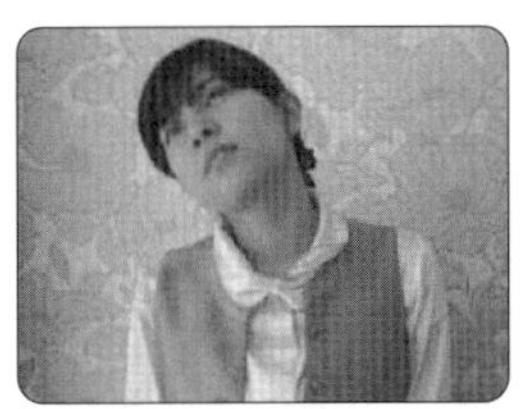

SCM 4번동작
편안하게 머리로 원을 그리며 좌,우측 교대
로 최대한 천천히 크게돌려줍니다.

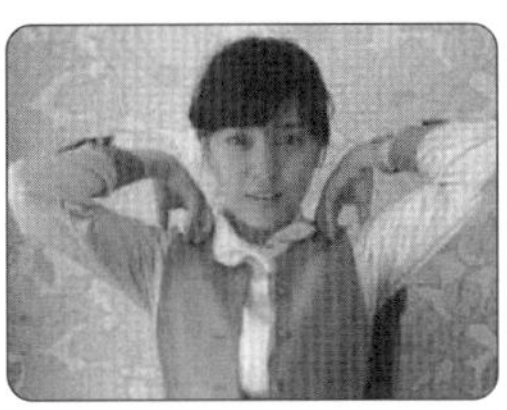

SCM 5번동작
양 어깨위에 손을 올린후 힘을 빼고 앞,
뒤 교대로 어깨를 크게 돌려줍니다.

⑤ 이런 것이 바른 자세

눈의 건강을 비롯하여 우리의 건강 전반은 바른 자세에서부터
출발한다. 다음은 눈 질환 및 이명난청 치료 시 환자들에게 참고자
료로 제시하는 내용이다. 다음의 내용을 참고하여 독자들도 평소
생활 속에서 바른 자세를 위해 노력할 것을 간곡히 당부드리는 바
이다.

서 있을 때 바른 자세

어깨를 펴고 머리는 똑바로 든 상태에서 턱을 약간 가슴 쪽으로
당긴다. 그때 아랫배에는 힘을 준다. 그렇게 해서 배는 집어넣고 엉
덩이는 올라간 듯한 기분이 들도록 서는 것이 척추에 부담을 주지
않는 바른 자세다.

의자에 앉았을 때 바른 자세

의자 등받이에 약 100~130도 각도가 되게 등을 기대고 앉으며 발은 땅에 닿아야 한다. 발이 땅에 닿지 않으면 받침대를 놓아서라도 발이 허공에 뜨는 일이 없게 해야 한다.

책상 이용 시 바른 자세

책상에서 떨어져 앉으면 상체를 구부정하게 숙이게 되므로 책상 가까이에 다가 앉되 꼭 의자 등받이에 등을 밀착시키고 있어야 한다. 등이 의자 등받이와 떨어져 있으면 척추를 긴장하게 만들어 척추에 좋지 않은 영향이 미친다. 때문에 책상에서 공부를 하거나 컴퓨터를 할 때는 등을 의자 등받이에 붙인 채 책상 가까이에 다가 앉아야 한다는 사실을 명심하자.

걸을 때 바른 자세

걸을 때는 귓불이 어깨와 수직이 된 상태에서 어깨의 힘을 빼고 허리는 곧게 펴고 아랫배에 힘을 주어 배는 집어넣는다. 그 상태에서 전방 10~15m를 바라보며 팔꿈치를 약간 구부린 채 자연스럽게 흔들면서 걷는 게 좋다. 걸음은 일자걸음으로, 보폭은 본인의 키에서 110을 뺀 것이 알맞다.

⑥ 만성 눈 질환을 불러오는 턱관절 장애

턱관절은 12개의 뇌신경 중 9개가 그 주변을 지나가는 신경밀집지역이다. 그렇기 때문에 턱관절에 장애가 생기면 턱관절의 문제로 끝나는 것이 아니라 전신에 영향을 미치게 된다.

턱관절 장애가 가져오는 가장 특징적인 증상은 통증이다.

우선은 턱관절에서 '딱', '두둑' 하는 소리가 나면서 턱이 뻐근한 느낌이 들며 입을 벌리거나 턱관절을 좌우로 움직이면 통증이 엄습한다.

턱관절 부위 다음으로 통증이 빈번하게 발생하는 부위는 귀 주변이다. 귀지가 많아지고 귓속이 가렵고 중이염이 자주 발생해서 이비인후과를 찾아봐도 정상이라는 진단만 나오는 경우. 그런 경우는 턱관절 장애로 인해 턱관절을 지나가는 청각신경이 자극을 받았기 때문에 나타나는 것이다. 즉, 턱관절 장애를 교정해야만 치료가 가능하다. 또한 턱관절 장애로 인해 턱관절을 지나가는 청각신경이 자극을 받으면 이명과 난청 증상도 생기게 된다. 하성한의원이 수를 헤아릴 수 없는 이명과 난청 환자를 치료하면서 턱관절 교정을 병행하는 것은 바로 이런 이유 때문이다.

다음으로는 목과 어깨 부위다. 뒷목이 뻣뻣하고 어깨가 결리면서 목과 어깨 부위에서 만성적인 통증이 느껴진다.

턱관절을 통과하는 뇌신경에는 후각신경도 포함되어 있다. 따라서 턱관절 장애가 발생하면 가래 같은 끈끈한 점액이 코에서 입으로 넘어가는 증상이 나타나고 만성 비염과 알레르기 증상이 유발된다.

그밖에도 피부가 건조해지고 등에 여드름이 나타날 뿐만 아니라 두피가 민감해지고 두통 및 편두통에 시달리게 된다. 소화불량에 만성 변비, 생리불순과 생리통, 만성 피로와 불면증, 수족냉증 등도 초래하며 나쁜 자세를 유발한다. 그와 함께 척추질서마저도 어지럽혀서 척추질환(척추측만증, 후만증, 전만증) 및 골반 비뚤어짐까지 불러온다.

그렇다면 눈은 어떨까?

턱관절에는 시신경도 지나간다. 그래서 턱관절 장애가 발생하면 눈에도 영향을 미칠 수밖에 없다. 눈 충혈, 눈이 뻑뻑하면서 안구가 튀어나오는 듯한 느낌, 밝은 빛이 부담스럽고 눈이 자주 떨리며 초점이 안 맞는 증상 등이 턱관절 장애로 인해 눈에 나타나는 대표적인 증상들이다.

안구의 움직임을 담당하는 동안 근육은 6개로 구성되며 제 3뇌신경 제 4뇌신경 그리고 제 6뇌신경의 지배를 받는다. 뇌신경은 뇌교 연수부위에서 발생하여 그 중 안구의 운동을 담당하는 3쌍의 신경은 측두골의 추체능을 타고 넘어서 전방을 주행하여 상안와열을 통하여 신경을 지배한다. 따라서 턱관절의 문제로 인한 교합의 부조화는 교합압의 비정상적인 분산으로 측두골의 뒤틀림을 유발시키고 이로 인하여 이곳을 통과하는 여러 가지 뇌신경증에서 동안신경군에 나쁜 영향을 미치면 동안근육에 비정상적인 경련을 일으켜서 안구후부위에 기능이상과 통증 등을 일으킨다.

눈이 건강하지 못한 경우에는 턱관절의 불균형은 눈에 미치는 영향이 더욱 심각해지게 된다. 가령 노화로 녹내장이 발생했는데 턱관절 장애가 있다면 녹내장의 진행은 더욱 빨라지고 증상이 깊어지는 것이다.

그러므로 하성한의원에서는 눈 질환 치료 시 경추와 함께 턱관절 교정 치료를 병행해 치료효과의 증대를 도모하고 있다.

턱관절 장애에 좋은 운동법

혀를 윗니 뒤쪽에 있는 입천장의 앞부분 1/3 방향에 위치시킨다. 그때 혀에는 약한 힘을 준다.

그 상태에서 귀 앞에 있는, 움직이는 뼈에다 두 손가락을 갖다 대고 입을 최대한 6번 정도 벌렸다 닫았다를 반복한다.

위의 운동을 끝마쳤다면 턱을 양손으로 잡은 채 턱을 오른쪽으로 힘껏 움직이면서 손으로는 턱을 반대방향으로 끌어당긴다. 그것을 6번 반복한 뒤 반대방향으로 6번 똑같이 실시한다.

물리치료

　물리치료에는 기기를 이용해서 하는 것과 지압, 마사지 등을 포함하는 운동요법이 있다. 하성한의원에서 물리치료 시 사용하는 기기는 TDP치료기와 미세전류치료기로 시신경이나 혈관 주위에 근육의 긴장과 경결을 이완시켜 기혈순환을 촉진시키고 장부기능의 회복, 통증완화에도 많은 도움을 준다.

　이와 함께 식이요법을 비롯한 생활방식의 개선, 환자에 따라 족욕이나 반신욕 등을 권장하여 보다 근본적인 치료가 될 수 있게 한다.

제5장
각 질환별 치료사례

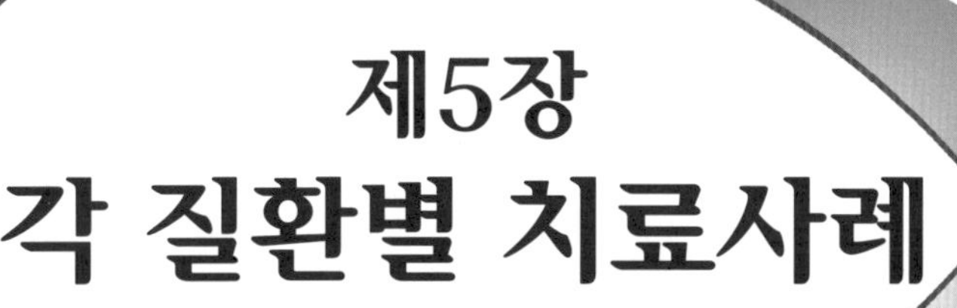

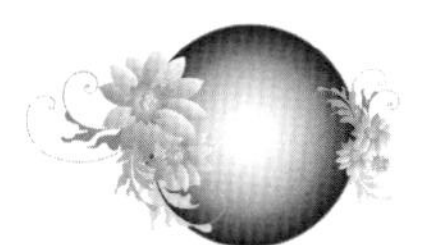

녹내장

① 시야가 흐려지고 좁아졌던 녹내장

조○○ 님 (여, 52세)

발병시기 및 내원사유

조○○ 님은 많은 어머니들이 그러듯 직장에 다니는 자녀를 대신해 손자를 돌보면서 초로(初老)의 시기를 보내고 있었다. 그러던 2006년 무렵부터 조금씩 오른 쪽 눈앞이 흐려지고 시야가 좁아지는 증세가 나타나 약국을 방문했다. 그저 피곤해서 그러는 것일 거라 생각하고는 약국에서 안약을 구입해 눈에 넣어봤지만, 결과는 달라진 게 없었다.

그래서 조○○ 님은 결국 안과를 찾게 되었다. 안과에서는 녹내장이라는 진단을 내리면서 우측은 심한 상태이고 좌측은 진행초기라는 설명을 덧붙였다. 치료법으로는 약물치료를 하면서 경과를 지켜보는 것이었다. 하지만 안타깝게도 약물치료가 효과를 거두지 못해 계속 안압이 상승하는 결과가 나타나고 말았다.

약물치료가 효과를 거두지 못하자 수술을 권유받은 조○○ 님은 2008년 1월에 1차 수술을 받고, 2월에 2차 수술을 받았으나 2차 수술 후에도 안압에는 변화가 없었다. 안과에서는 이런 식으로 안압이 계속 올라가면 1년 이내에 실명에 이를 수 있다며 3차 수술을 권했다. 하지만 2번의 수술로 지쳐 있었던 탓에 더 이상 수술을 받고 싶은 마음이 들지 않았지만 실명을 할 수도 있다는 말이 가시처럼 걸려서 결국 조OO 님은 심한 우울증까지 앓게 되었다.

마음이 힘든 와중에서도 조OO 님의 바람은 그저 수술을 하지 않고 현재의 상황보다 더 나빠지지 않는 것, 좀 더 바라자면 수술을 하지 않고도 눈이 조금 더 좋아졌으면 하는 것이었다. 그러던 차 따님이 인터넷에서 하성한의원에 대한 기사를 보고 혹시나 하는 마음에 2008년 3월 본의원에 내원하게 되었다.

증상 및 진단

주변 시야가 많이 좁아져 있었고, 그 범위 안에서 사물을 볼 때도 안개에 가린 듯, 흐릿하게 보인다고 했다. 안압도 좌측 35, 우측 38 수치로 매우 높았으며, 진단결과 전형적인 안압상승으로 인한 녹내장이었다. 손자를 돌보느라 체력적으로도 많이 저하되어 있었고, 2번의 녹내장 수술로 인해 정신적으로도 많이 힘들어했다. 특히 야간에 소변을 자주 보고 수시로 요통으로 고생하는 등, 신장 기능이 많이 저하된 상태였고, 오랫동안 경추의 이상과 관련된 오십견으로 물리치료를 받아왔으며 턱관절에도 문제가 있었다.

치료

① 한약요법 : 일단 위장 상태가 많이 악화되어 있어서 그것부터 다스리고 그 다음에 녹내장에 본격적으로 도움이 되도록 소음인 신음허 300Mix方 약을 처방했다.

② 약침요법 : 팔강 약침으로 요부의 유효혈에 각각 0.5cc씩 주입
하고, 경결된 근육을 어혈약침으로 이완시켜 주었다.

③ 광바이오 치료기(TDP)와 미세전류치료기로 물리치료를 해 주
었다.

④ SCM운동법을 교육하였고, 혈액순환 촉진을 위해 족욕 또는
반신욕도 권했다.

⑤ 턱관절과 경추 교정치료도 하였다.

치료경과

① 2008년 3월 31일 (치료시작 후 1주) : 시야의 넓이는 여전했으
나 치료 후 이틀 정도 선명하게 보였다.

② 2008년 4월 11일 (치료시작 후 2주) : 턱관절 경추를 치료한
후 목, 어깨가 많이 편안해지고 시야가 조금 넓어졌다.

③ 2008년 4월 21일 (치료시작 후 4주) : 지난번보다 시야가 좀
더 넓어져 있었고 사물이 보다 더 선명하게 보인다고 했다. 하
지만 밝기는 동일했다. 다른 안과에서 측정한 결과 안압이
13mmHg였다. (전에는 35mmHg)

④ 2008년 5월 6일 (치료시작 후 6주) : 2/3 정도만 보이던 TV
화면이 다 보이고 주변물건까지 일부 보일 정도로 시야가 넓
어졌다. 선명도는 지난번과 비슷했으나 치료하기 전보다는 많
이 밝아진 상태였다. 치료 경과도 좋고 집안 사정상 3주간 치
료가 잠시 중단되었다.

⑤ 2008년 5월 23일 (치료시작 후 9주) : 원래 검진받던 안과에
서 안압측정(26mmHg)후 재차 수술을 권유받고 다급한 마음
으로 다시 내원하였다.

⑥ 2008년 6월 23일 (치료시작 후 13주) : 집중 치료 후 시야가
3주전으로 다시 넓어졌다.

⑦ 2008년 7월 14일(치료시작 후 16주) : 오른쪽에 있는 사물이
왼쪽에 있는 사물보다 멀리 있는 것처럼 보였는데 오른 쪽도
선명하게 가까이 보이기 시작했다.

⑧ 2008년 8월 15일(치료시작 후 20주) : 눈뜨기가 전보다 훨씬
편해졌다. 안압이 좌측 11mmHg, 우측 13mmHg로 정상수
치로 나타났다.

⑨ 2009년 4월 10일 : 2008년 9월로 치료 종결하고 1개월마다
재진하였는데, 그 동안 6회에 걸친 안과 정기검진 때 안압이
13mmHg 내외로 정상 유지되었다.

치료후기

3개월을 치료기간으로 잡고 치료를 시작했으나 돌보던 손자가
폐렴과 장염으로 입원하여 도중에 3주간 치료가 중단되면서 턱관
절과 경추교정이 치료상태를 유지하지 못해 다시 안압이 상승하고
증상이 악화되었다. 이런 이유로 생각보다는 시간이 조금 더 걸려
서 5개월 정도 치료기간이 필요했다. 하지만 환자가 본원을 믿고
마무리까지 잘 따라온 덕에 결과적으로 녹내장뿐만 아니라 우울증
도 호전되었다. 평소 몇 년째 수면상태에 문제가 있어 상습적으로
복용하던 수면유도제를 끊게 되었다고 기뻐했다. 처음에는 눈 질환
도 과연 치료가 가능할지 의구심을 갖던 한방치료가 신경정신과 질
환까지 효과를 거둘지는 몰랐다며 다소 놀라워 했다.

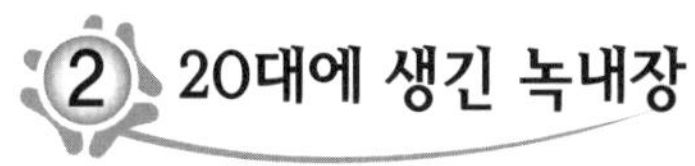

2. 20대에 생긴 녹내장

오○○ 님 (여, 30세)

발병 시기 및 내원 사유

오○○ 님은 20대 중반부터 현훈으로 무척 고생이 심했다. 어지러움증이 생길 때면 구토와 두통까지 찾아와서 직장생활을 제대로 할 수 없을 정도였다. 그 때문에 내과는 물론 이비인후과까지 방문했지만 MRI, CT 등 일체 검사 결과 별다른 이상이 없다고 하여 증상이 생길 때 구토억제제로 일시적인 증상만 없애면서 버틸 수밖에 없었다. 그렇게 버틴 세월이 3년이었다.

그러다가 오른쪽 눈이 늘 뿌연 상태로 잘 안보이고 잠을 설친 사람마냥 항상 충혈되어 있는 것이 마음에 걸려 안과를 찾게 되었다. 그 결과 간혹 견딜 수 없을 정도로 우측의 눈썹주위 통증과 함께 두통이 극심해질 때가 있었는데 그 원인이 안압의 상승 때문이라는 사실을 알게 되었다. 안압이 평소에는 20mmHg정도였는데 심할 때는 40mmHg까지도 상승했던 것이다.

안과에서는 점안약과 내복약을 처방해주었다. 점안약을 매일 사용하고 내복약은 증상이 심할 때만 복용하는 것이었다. 그렇게 약물치료를 했는데도 별다른 차도가 없자 결혼을 앞둔 상태에서 지인의 소개로 본원을 찾아오게 된 것이다.

증상 및 진단

내원 당시 오심과 현훈 증세가 있었으며 안압이 비접촉식으로 우측 34mmHg, 좌측 26mmHg로 오른쪽 눈의 안압이 높은 편이었다. 특히 오○○님은 우측 편두통에 시달리고 있었는데, 우측 편두통은 안압이 낮을 때도 느껴진다고 했다.

　진단 결과 녹내장이었고, 간 기능의 항진으로 항상 눈이 충혈 되고 입이 마르고 늘 쓴맛이 느껴지고, 척추도 경추는 심각한 일자목으로 근육의 긴장상태가 심하고 전체적으로 흉추와 요추가 S자 측만으로 많이 틀어져 있었다. 또한 턱관절도 음식을 씹을 때마다 소리가 나며 문제가 있었다.

치료

① 한약요법 : 간화실 600Mix方 탕제를 1일 3회씩 복용하도록 했다.

② 약침요법 : 팔강 약침으로 간수, 담수의 유효혈에 각각 0.5cc씩 주입하고, 어혈약침으로 경결된 근육을 이완시켜 주었다.

③ TDP와 미세전류치료기로 물리치료, 반신욕이나 족욕, SCM 운동법을 실시했다.

④ 턱관절, 경추, 흉추, 요추 교정치료도 병행했다.

치료경과

① 2008년 10월 21일 (치료시작 후 2주) : 오심, 현훈 증상이 거의 사라지고 스트레스를 받거나 신경이 예민해진 때만 약간 남아 있었다.

② 2009년 11월 20일(치료시작 후 5주) : 오심, 현훈이 깨끗이 없어지고 목이 뭉치고 어깨가 짓눌림이 아주 가벼워지고, 안압 상승감도 없었다. 안압은 우측 23mmHg, 좌측 18mmHg였다.

③ 2009년 1월 19일 (치료시작 후 8주) : 눈의 충혈이 사라지고 입안의 쓴맛이 없어졌으며 뿌옇던 시야가 망사 커텐이 걷힌

듯 한결 선명하고 맑은 느낌이 좋아졌다. 안압은 우측 18mmHg, 좌측 15mmHg로 많이 안정되었다.

④ 2009년 2월 10일 (치료시작 후 10주) : 안압이 우측10mmHg, 좌측12mmHg로, 2주간 계속 안정적으로 지속되고 신체 전반의 컨디션이 치료 전보다 많이 좋아졌다.

치료후기

오○○ 님은 심각한 어지럼증 증상이 동반되는 난치 질환인 메니에르병의 완치환자 소개로 오신분이라 한의원에 대한 신뢰도가 높은 분이었다. 때문에 본원이 처방하는 자가치료운동법이라든지, 생활에서의 주의사항을 철저히 이행했다. 특히 흉추, 요추를 바로 잡기 위해 바른 자세와 걷기운동을 충실히 따라줬기 때문에 턱관절과 경추의 호전이 더 빨랐다. 결혼을 앞두고 있어서 정신적인 스트레스와 긴장이 증상을 더욱 악화시킬 수 있는 상태임에도 불구하고 최대한 빠른 시간 안에 집중적으로 치료를 하여 척추상태 불균형의 심각성에 비해 예상보다 빨리 치료가 종결되었다.

3 급성 녹내장 재발을 막아라

김○○ 님 (여, 43세)

발병 시기 및 내원 사유

초등학교 교사인 김○○ 님은 어느 날 감기몸살을 앓고 났더니 눈앞이 뿌옇게 보이는 현상을 경험하게 되었다. 그와 더불어 눈과 머리가 깨질 듯이 아픈 증상이 나타나 다급히 동네 안과를 찾았더니

'급성 녹내장'이라는 진단이 내려졌다. 다행히도 안과 점안약을 넣으니 눈앞이 뿌옇고 머리가 아프던 증상은 사라졌다.

하지만 안과에서는 일시적인 처방 외에는 해줄 수 있는 게 없다고 해서 걱정이 되기 시작했다. 인터넷으로 녹내장에 대해 알아보니 급성 녹내장은 언제든 재발할 수 있다는 얘기가 나와 있어서 걱정이 되어 잠을 이룰 수가 없었다. 이 환자는 어릴 때 사고로 오른쪽 눈이 실명했기 때문에 더더욱 걱정이 된 것이다.

그 때무터 김OO 님은 여러 안과의 문을 두드리기 시작했다. 하지만 그 어느 곳에서도 급성 녹내장을 근본적으로 예방 할 수 있다는 대답을 들을 수가 없었다. 동네 한의원을 가봤지만 마찬가지였다. 보약만 지어줄 뿐 예방법이나 치료법에 대해 똑 부러진 답을 해주지 않는 것이었다.

그러는 중에 상황은 더욱 안 좋아져 갔다. 급성 녹내장이 한 번 발병한 후, 그해에만 6번이나 재발을 하였기 때문에 그대로 있을 수가 없었다. 김OO 님은 양방과 한방을 막론하고 녹내장 치료를 잘한다는 병원을 수소문하고 찾아다닌 끝에 결국 하성한의원에 찾아오게 되었다.

증상 및 진단

안압이 37mmHg로 측정되었고, 급성 녹내장이었다. 3년 전 자궁근종으로 자궁적출수술을 한 이후로 면역력이 많이 떨어지고 늘 감기를 앓고 방광염과 질염이 수시로 발병하여 비뇨생식기 기능, 즉 신기능이 많이 허약하였다. 그리고 산후통마냥 감기몸살이 올 때마다 전신근육이 쑤시고 저림이 동반된다고 한다. 요추와 골반변형이 심하게 나타나고 흉추도 많이 틀어져 있었고 턱관절에도 문제가 많았다.

치료

① 한약요법 : 신기능의 회복을 도모하면서 신체전반의 기(氣)의 소통과 혈액순환을 목적으로 하는 기혈 신음허 300Mix 탕제를 1일 3회씩 복용하도록 했다.

② 약침요법 : 팔강 약침으로 요부의 유효혈에 각각 0.5cc씩 주입하고, 어혈약침으로 경결된 근육을 이완시켜 주었다. 굵은 침으로 경결 부위도 함께 자극해 주었다.

③ TDP와 미세전류치료기로 물리치료, 반신욕이나 족욕, SCM 운동법을 실시했다.

④ 더불어 턱관절, 경추, 흉추, 특히 요추골반 교정을 중점적으로 병행했다.

치료 경과

① 2009년 2월13일 (치료시작 후 1주) : 지난번 침을 맞고 나서 두통과 견비통이 사라지고 마음이 편안하며 잠을 푹 잘 수 있었다고 한다.

② 2009년 2월17일 (치료시작 후 2주) : 오늘 내원하기 전에 안과 진료를 받았더니 눈에 별다른 이상이 없다는 말을 들었다고 했다. 하지만 1주일에 1회 정도 양쪽 눈 주위로 통증이 느껴졌고, 통증은 한번 시작되면 하루나 하루 반 지속됐다. 오늘은 왼쪽 눈 주위에서만 통증이 느껴진다고 했다.

③ 2009년 2월24일 (치료시작 후 4주) : 지난번 침과 교정치료 후 3~4일간 몸전체적으로 몸살처럼 무겁고 불편한 감이 있었으나 얼마 지나지 않아 불편함이 사라졌다. 눈에는 특별한 이상이 없었고 눈 주위 통증도 많이 감소되고 어제부터는 깃털

을 단 듯 몸이 가벼운 기분이라고 했다.

④ 2009년 3월4일 (치료시작 후 6주) : 어제 시댁인 대구에 다녀
오느라 피곤한 상태여서 눈도 조금 피로한 느낌이 든다고 했다.

⑤ 2009년 3월16일 (치료시작 후 8주) : 3월 9일 안과 정기 검진
일이어서 안과를 방문해 검사를 받았더니 안압이 14로 정상이
었다. 눈에 불편한 감이 없음.

⑥ 2009년 3월25일 (치료시작 후 10주) : 눈이 편한 상태가 유지
되고 있었으며, 오늘 안과 검진일이어서 내원하기 전 안과를
들렀더니 안압이 16으로 정상이었다.

⑦ 2009년 3월30일~6월21일 (치료시작 후 11주) : 1개월마다 3
차에 걸쳐서 안압은 정상으로 유지되고 눈이 편한 상태가 지
속되었다.

치료후기

어릴 때 나뭇가지 끝으로 눈을 찔려 우측 눈이 실명한 상태인 김
○○ 님은 왼쪽 눈의 시력보호에 대해서 아주 예민하여 다소 강박증
을 보일 정도였던 환자다. 양방과 한방으로 유명한 곳을 모두 다녀
왔고, 하성한의원에 처음 내원했을 때 반신반의 했으나 치료를 받
으면서 기대이상으로 안압조절과 제반 증상들이 좋아지는 경과를
보면서 너무나 기뻐하며 친구들을 여러 명 데려오기도 했다.

녹내장의 재발을 막는 하성한의원의 근본 치료법은 기능적인 측
면에서 눈과 관련된 신기능과 간기능을 정상적으로 회복시켜 눈으
로 가는 자양물질이 충분히 공급되어지며 구조적인 측면에서 경추
특히 1, 2번과 턱관절의 불균형을 바로잡아 눈으로 가는 혈관과 신
경의 기능이상을 바르게 조절해 내는 것이다.

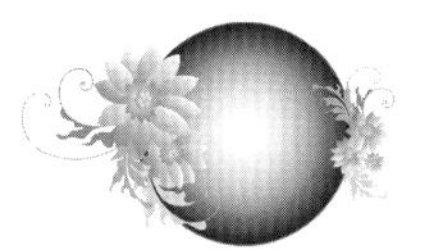

망막질환

④ 혼자서는 보행조차 불가능해진 망막박리

송〇〇 님 (여, 69세)

발병시기 및 내원 사유

평소 고도근시와 고혈압이 있던 송〇〇 님은 60대 후반이던 2002년에 좌우 백내장 진단을 받고 수술을 받았다. 그러고는 '이제는 괜찮아지겠지' 하는 찰나 오른쪽 눈에 망막박리증이 발생하고 말았다. 백내장 수술을 받은 지 정확히 1년이 되던 2003년의 일이었다.

병원에서는 수술을 권했다. 그에 따라 송〇〇 님은 1차로 망막을 안구 벽에 유착시키기 위해 가스를 주입하는 시술을 받았고, 그것이 효과가 없자 기름을 주입하여 유착시키는 수술을 받으셨다. 2년 후 기름을 제거하였으나 시력은 회복되지 않았다. 2006년에는 왼쪽 눈에도 망막박리증이 발생하여 기름을 주입하고 1개월 전에 제거하였다. 기름 제거하기 약 보름 전부터 시력이 자꾸 나빠지는 상태였으며, 병원에서는 망막은 잘 붙었으나 망막 바닥세포와 시신경 세포가 약해지는 상태로 추정하였다.

왼쪽 눈의 시력만이라도 회복하고 싶은 기대로 2008년 4월에 본 의원의 문을 두드렸다.

증상 및 진단

내원 당시 송○○님은 거의 앞을 볼 수 없는 상태였다. 오른쪽 눈은 코앞의 물체도 뿌옇게 보여서, 20㎝ 앞의 손가락 개수도 구분하지 못할 정도였다. 왼쪽 눈은 상태가 그보다 조금 나았는데, 말 그대로 시력이 거의 상실된 거나 다름없는 오른쪽 눈보다 나은 것일 뿐 시력이 매우 안 좋은 상태이기는 마찬가지였다. 시력검사표에서 제일 상단에 있는 큰 글씨도 1m 앞에서나 보인다고 하였다. 따라서 실외에서는 혼자 보행이 불가능했고 계단도 칸이 분간이 안 돼 오르내리는 게 위험했다.

치료

① 한약요법 : 신음허 300Mix 가감방 탕제를 1일 3회씩 복용했다.
　(탕제를 들 때 한약농축액을 같이 듦)
② 약침요법 : 팔강 약침으로 요부의 유효혈에 각각 0.5cc씩 주입하고, 어혈약침으로 경결된 근육을 이완시켜 주었다. 굵은 침으로 경결 부위도 함께 자극해 주었다.
③ TDP와 미세전류치료기로 물리치료, 반신욕이나 족욕, SCM 운동법을 실시했다.
④ 턱관절 및 경추교정 치료를 병행했다.

치료경과

① 2008년 4월 30일(치료시작 후 1주) : 전에는 현관 탁자에 놓

인 성모상이 윤곽도 보이지 않았는데, 치료 후 밤에 불을 켠 상태에서 왼쪽 눈으로 성모상이 일시적으로 보였다.

② 2008년 5월 19일(치료시작 후 4주) : 왼쪽 눈이 하루는 밝았다가 하루는 어두웠다가 반복된다고 했다. 대체적으로 뿌옇게 보이는 상태. 지난번 치료 후와 선명도는 동일했다. ③ 2008년 5월 30일 (치료시작 후 6주) : 짙은 안개가 낀 것처럼 뿌옇긴 하나 이전에는 보이지 않던 사물의 윤곽이 보였다. 양방병원을 찾아 진료를 받아 보니 망막이 잘 붙어 있고 상태가 좀 더 나아졌다고 함.

④ 2008년 6월 20일 (치료시작 후 9주) : 선명도와 밝기가 조금 더 좋아졌고 시야는 보기 편한 상태가 되었다.

⑤ 2008년 7월 2일(치료시작 후 11주) : 시야는 밝은데, 선명도가 떨어졌다. 예를 들어 사람의 형체는 볼 수 있으나 누구인지 분간할 수는 없다고 했다.

⑥ 2008년 7월 18일(치료시작 후 13주) : 내원 2~3일 전에 안과 검진을 했는데, 망막이 잘 붙어 있고 시신경도 많이 살아있다고 했다. 이제 사람의 얼굴을 마주보고 찬찬히 집중하면 이목구비를 알아 볼 수 있을 정도는 되어 참으로 기뻐했다.

⑦ 2008년 8월 18일 : 시야와 시력이 유지되는 상태에서 치료 종결함.

치료후기

따님 손을 꼭 붙들고 오신 송○○ 님은 연세가 많은데도 불구하고 열심히 오고 치료에 너무나 적극적이었다. 치료효과를 올리기 위해 굵은 침 치료를 받으며 이를 악물고 힘들게 참아낼 때도, 치료가 조금 더딘 때에도, 대기실에서도, 치료실에서도 손가락 묵주반지로 늘 기도하며 마음을 다스리고 믿음으로 내원했다. 따님이 항상 침대 옆에서 기도하는 모습이 인상에 남았다.

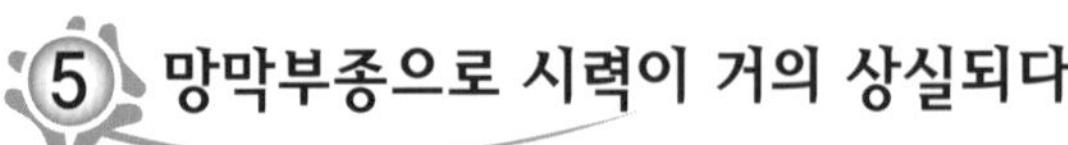
5 망막부종으로 시력이 거의 상실되다

윤○○ 님 (여, 82세)

발병시기 및 내원 사유

윤○○ 님은 눈 질환 이전에 뇌경색으로 여러 차례 고생을 한 환자였다. 맨 처음 뇌경색이 발병한 것은 2002년. 그 후유증으로 윤할머니는 약간의 언어장애를 지니게 되었다. 그리고 그로부터 2년 뒤인 2004년에 다시 뇌경색이 재발하여 2주 동안 입원을 해야 했다.

그러는 가운데 눈에서도 노환으로 인한 변화가 서서히 이루어지고 있었다. 눈이 침침하고 앞이 잘 안 보여 2007년 9월에 안과를 찾았더니, 양쪽 눈에 백내장이 발생했다는 것이었다. 안과에서 백내장 수술을 권하자 수술을 받았고, 수술 후에는 일시적으로 상태가 호전된 듯이 느껴졌다.

그러나 시력이 급격하게 저하되는 것이 지연됐을 뿐 시력은 조금씩 지속적으로 떨어져갔다. 그러던 중 2008년 10월에 뇌경색이 세 번째로 재발하여 다시 병원을 찾아야만 했다. 그런데 양방 병원에서는 뇌경색 진단만 내리고 다른 곳은 큰 문제가 없다고 하는 것이었다.

하지만 윤할머니의 시력은 분명 크게 저하된 상태였고 점점 더 떨어지고 있었다. 물론 고령이긴 하였지만, 그렇다고 시력이 완전히 상실되도록 방치해둘 수는 없는 노릇이었다. 하여 윤할머니는 한방치료를 병행하기로 하고 2008년 12월에 본 의원을 찾아왔다.

증상 및 진단

내원 당시 오른쪽 눈은 전혀 안 보이는 상태였고, 왼쪽 눈은 그보다 조금 나은 상태지만 사람의 이목구비를 전혀 알아보지 못하고 보이지 않고 눈앞이 어지럽고 중심을 잡기 힘들어서 혼자 보행이 불가능한 상황이었다. 뇌경색 후유증으로 손 떨림이 심하고 식사도 잘 못했다.

진단 결과 비위기능은 저하되고 신기능은 항진된 상태였으며, 오랫동안 한쪽 어금니 치아들이 없이 생활하면서 턱관절 장애가 생겨났었다.

치료

① 한약요법 : 음양오행의 불균형을 개선해 주는 균형환을 1일 3회 복용토록 했으며, 1회 복용 시 20알씩 들도록 했다. 또한 기혈신음허 300Mix方을 혈액순환 개선목적으로 처방하였다.

② 약침요법 : 팔강 약침으로 요부의 유효혈에 각각 0.5cc씩 주입하고, 어혈약침으로 경추 주위로 경결된 근육을 이완시켜 주었다. 굵은 침으로 경결 부위도 함께 자극해 주었다.

③ TDP와 미세전류치료기로 물리치료, 반신욕이나 족욕, SCM 운동법을 실시했다.

④ 턱관절 교정치료를 병행했다.

치료경과

① 2008년 12월 15일(치료시작 후 2주) : 처음 치료를 받고 하루 이틀 정도는 조금 시력이 나아진 듯 한 느낌이 들었다. 오른쪽 눈은 안쪽이 선명하게 보였고 바깥쪽은 보이다 말다 했다. 왼쪽 눈은 그와는 반대로 바깥쪽이 선명하게 보였고 안쪽은 흐리게 보였다. 전체적으로는 왼쪽 눈이 오른쪽 눈보다 더 잘 보였다.

② 2008년 12월 24일(치료시작 후 3주) : 뇌경색 후유증인 손떨림 증상이 많이 호전됐고 식사량도 조금 늘어났다.

③ 2009년 1월 13일 (치료시작 후 5주) : 전혀 안 보이던 오른쪽 눈이 흐릿하게 보이기 시작했다. 손떨림 증상도 지속적으로 호전되어 화를 내거나 신경 쓸 때만 떨리게 되었고 식욕도 전에 비해 많이 증가했다.

④ 2009년 1월 20일 (치료시작 후 6주) : 눈이 침침하고 뿌연 감이 현저하게 감소했다. 진료시작이후 처음으로 제 얼굴의 윤곽이 제법 보인다고 했다.

⑤ 2009년 1월 26일(치료시작 후 7주) : 눈이 맑아진 느낌으로 눈 앞에 어지럼증이 없어지고 증상이 이제 잡혀 화장실을 혼자 다닐 수 있다고 했다.

⑥ 2009년 2월 2일(치료시작 후 8주) : 시력이 회복되어 오는 차안에서 앞차의 번호판도 읽고 4~5개월만에 처음으로 라디오만 듣다가 TV 드라마도 시청했다고 했다. 양방병원에서 안압을 검사한 결과 17이 나왔고, 점안약을 새로 처방받았다. 그 점안약을 3일 정도 사용했을 때 눈이 일시적으로 더 흐리고 뿌옇게 보인다고 해서 양약을 중단하고 한약치료만으로 마무리 했다.

치료후기

82세인 윤할머니는 처음 내원해서 내가 죽을 때가 되어서 그런 것이라며 안 고치겠다고 했던 분이었다. 하지만 치료가 시작되면서 다행히 첫 치료 즉시 눈이 일부 선명해지는 체험을 해서인지 적극적으로 치료에 임했고, 평소 운동을 전혀 안했는데, 경추운동법인 SCM운동법과 걷기운동을 꾸준히 하면서 생활에 활력도 많이 생겼다.

앞으로 10년은 더 건강하게 살 수 있겠다고 삶에 대한 강한 의지를 드러냈다.

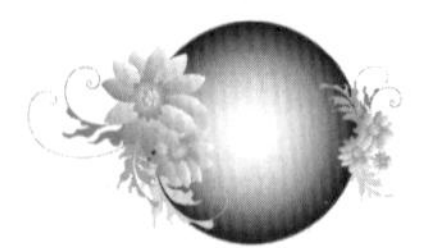

황반변성증

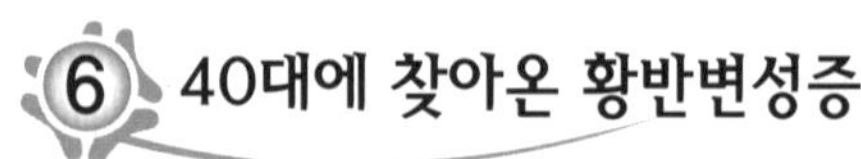
6 40대에 찾아온 황반변성증

홍○○ 님 (남, 46세)

발병시기 및 내원 사유

45세의 성인남성이라면 중년의 나이이긴 하지만 아직 노인성 질환이 찾아오지 않는다고 생각하기가 쉽다. 홍○○ 님도 마찬가지였다. 어느 날부터 왼쪽 눈으로 앞을 보면 시야의 가운데 부분이 흐릿해지는 증상이 나타나긴 했으나 과로에 따른 스트레스와 피로 때문일 거라고만 생각했다.

늦둥이를 낳아서 건강에 신경을 누구보다 쓰고 계시는 홍○○ 님은 2007년 10월에 안과에서 황반변증이라는 진단을 받고 적지 않은 충격에 빠지게 되었다. 더욱이 충격적이었던 것은 황반변성증이 노화에 따른 증상이라 완치가 불가능하다는 말이었다. 양방에서는 치료가 불가능하다는 말을 듣고 서점에 가서 황반변성증에 대해 찾기 시작했다. 누구보다 황반병증의 도사가 된 홍○○ 님은 늦둥이를 위해 희망을 놓지 않고 인터넷 검색을 하다가 하성한의원에 내원하게 되었다.

증상 및 진단

22008년 2월 내원 당시 왼쪽 눈 시야의 중앙 부분이 흐려지면서 안 보이는 상태였다. 따라서 전체 시야의 3/5 정도만 볼 수가 있었고, 안 보이는 정도는 점점 심해지고 있었다. 또한 눈을 감으면 왼쪽 눈 중앙의 흐릿한 부분이 보름달처럼 커지면서 뚜렷이 하얗게 변하곤 했다.

시험 삼아 '하성한의원'이라는 글자를 읽게 했더니 정중앙에 있는 '한' 자가 안 보이고 그 바로 옆에 있는 '성'과 '의' 자는 흐릿하게 보인다고 했다.

진단 결과 좌안에 황반변성증이 발생했고, 턱관절 장애가 있었으며, 경추가 비틀려 있었다.

치료

① 한약요법 : 소음인 신음허 300Mix 탕제를 1일 3회 복용하심.

② 약침요법 : 팔강 약침으로 요부의 유효혈에 각각 0.5cc씩 주입하고, 어혈약침으로 경결된 근육을 이완시켜 주었다. 그와 함께 굵은 침으로 경결 부위를 자극해 주었다.

③ TDP와 미세전류치료기로 물리치료, 반신욕이나 족욕, SCM 운동법을 실시했다.

④ 위의 치료들과 더불어 턱관절 교정, 경추교정 치료를 병행했다.

치료경과

① 2008년 2월 18일(치료시작 후 1주) : 약침 치료 후 눈을 감으면 중앙이 보름달처럼 하얘졌던 부분이 많이 엷어졌다. '하성한의원'에서 정중앙의 옆에 있는 '성' 자를 읽을 때 10% 내외,

'의' 자를 읽을 때는 20% 정도 호전된 상태를 보였다.

② 2008년 2월 26일(치료시작 후 2주) : 지난번보다 시야가 더 좋아졌다. '하성한의원'에서 '성'과 '의' 자가 흐릿하여 잘 분간이 안 되던 상태에서 희미하게 보이면서 또렷하게 보였다. 정중앙에 있는 '한' 자를 읽을 때도 지난번보다 양호한 상태를 보였다.

③ 2008년 3월 3일 (치료시작 후 3주) : 정중앙에 있는 '한' 자에서 'ㅎ'의 꼭대기 부분인 'ᅙ'과 모음 'ㅏ'가 조금 더 잘 보인다고 했다.

④ 2008년 4월 9일 (치료시작 후 5주) : 치료 전에 3/5만 확보되어 있던 시야가 보다 더 넓어짐.

⑤ 2008년 4월 12일 (치료시작 후 6주) : 훼손된 시야가 80~90% 정도 호전된 상태를 보여서, '하성한의원'에서 정중앙에 있는 글자 '한' 자도 볼 수 있게 되었다. 그러나 아직은 '한' 자가 볼록하게 왜곡되어 보이는 상태.

⑥ 2008년 4월 19일 (치료시작 후 7주) : 시야가 호전된 상태를 유지하고 있었다. '하성한의원'에서 맨 가장자리에 있는 '하'와 '원' 자는 정상으로 보였고, 흐릿하게 보이던 '성'과 '의' 자는 또렷하게 보이되 정상보다 확대된 상태로, 전혀 안 보이던 정중앙의 글자 '한'은 정상보다 조금 덜 확대된 상태로 뚜렷이 보인다고 했다. 시력은 밝은 곳에서는 좋았고 어두운 곳에서는 좀 떨어지는 편이었다.

따라서 치료 전보다 훼손됐던 시야는 80~90% 정도 호전됐고, 시력은 전체적으로는 50~60% 정도 호전됐다고 할 수 있었다. 그런데 환자 분께서 5개월 동안 해외출장을 가시게 되어, 치료는 거기서 일시적으로 중단이 되었다. 9월16일 다시 내원해서 4월19일 상태의 90%상태로 유지 되었으며, 9월19일 항체주사 2회 후 경과가 좋은 편이라고 전화를 주었다.

치료후기

황반변성은 녹내장과 함께 노인 시력상실의 대표적인 질환중 하나이다. 특히 망막의 중심부인 황반 부분 시세포의 손상으로 모든 사람의 중심 부위부터 시력이상이 나타나다 보니 환자의 충격은 매우 큰 편이다. 홍OO 님은 처음 내원 당시 실명에 대한 두려움과 심리적 압박이 매우 심해서인지 얼굴 표정이 유달리 굳어져 있고 다소 분노에 찬 목소리로 늘 말을해서 진찰을 하는 나 역시 조심스러웠다. 그런데 3~4주를 지나면서 다소 미소지은 듯한 표정도 볼 수 있었고 한의원 직원들에게 늦둥이 자랑을 입이 닳도록 하기도 했다. 늦둥이 때문에 꼭 완치되어야 한다는 강한 의지를 가지고 있던 분이라 호전이 되면서 병원에 대한 신뢰와 고마움을 표시했다. 한의원에 내원하는 환자들은 표정을 보면 그 사람의 호전도를 느낄 수 있다. 홍OO 님의 굳었던 표정에서 바뀐 밝은 표정이 바로 내가 환자를 보는 보람 중 하나가 아닐까 한다.

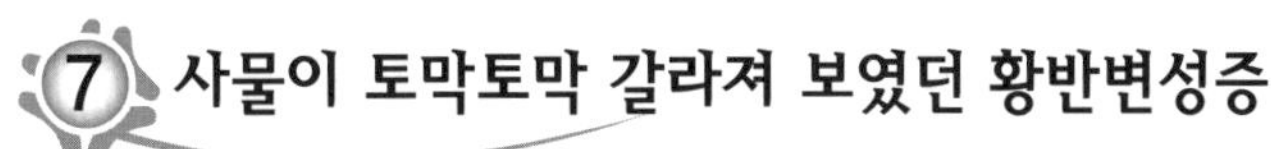

⑦ 사물이 토막토막 갈라져 보였던 황반변성증

노O숙(여, 67세)

발병시기 및 내원 사유

노O숙 님은 어렸을 때부터 왼쪽 눈의 시력이 많이 저하된 상태였다. 왼쪽 눈으로는 사물의 형체밖에 분간할 수 없는 정도였는데 안과에서도 원인을 알 수가 없다고 했다. 왼쪽 눈의 시력을 조금이라도 회복시키기 위해 일곱 살 때 수술도 받아봤으나 결과는 마찬가지였다.

그런 상태에서 2005년 무렵부터는 오른쪽 눈까지 백내장이 발생해 시력이 떨어지게 되었다. 양방병원에서는 수술을 권했다. 왼쪽 눈의 시력이 이미 약화된 마당에 오른쪽 눈의 시력까지 저하되면 큰일이 아닐 수 없으므로 노O숙 님께서는 병원의 권유에 따라 2005년에 수술을 받았다.

하지만 백내장 수술을 받은 후에도 상황은 크게 호전되지가 않았다. 시간이 흐르면서 사물들이 토막토막 갈라진 채로 보이기도 하는 것이었다. 하여 다시 또 안과를 찾아갔더니, 이번에는 황반변성증이 왔다고 했다. 그리고 황반변성증은 노화로 인한 질환이기 때문에 별달리 손쓸 방법이 없다는 설명을 덧붙였다.

그에 노O숙 님께서는 친구분의 소개로 하성한의원을 찾게 되었다.

증상 및 진단

사물들이 토막토막 갈라진 채로 보이는 증상이 매우 심해진 상태였고, 햇빛을 보고 나면 사물들이 흔들리면서 굴곡진 형상으로 보인다고 했다. 실내에서 앞을 볼 때는 안개가 끼어 있는 듯했다. 또한 색깔 구분도 잘 안 되었는데, 그 중에서도 초록색과 노란색을 구분하는 것이 가장 힘들었다. 한약 복용 시 매번 소화를 시키는 데 어려움이 있음도 토로했다.

진단 결과 황반변성증이었고, 신장기능과 간기능이 약했으며, 턱관절 장애와 특히 경추 1,2,3번에서 이상 배열상태가 심하였다.

치료

① 한약요법 : 기혈 신음허300 MIX 탕제를 1일 3회씩 복용하도
록 했다.
② 약침요법 : 증류 약침으로 요부의 유효혈에 각각 0.3cc씩 주입
하고, 침으로 경결된 근육을 이완시켜 주었다. 굵은 침으로 경
결 부위를 함께 자극해 주었다.
③ TDP와 미세전류치료기로 물리치료, 반신욕이나 족욕, SCM
운동법을 실시했다.
④ 턱관절과 경추 교정치료를 병행했다.

치료경과

① 2009년 2월 9일 (치료시작 후 3주) : 눈에 안개 낀 듯한 증상
이 조금 호전되었다. 그에 따라 전보다 조금 잘 보였으나, 한
약을 복약한 후에는 잠이 잘 안 온다고 하였다.
② 2009년 2월 17일 (치료시작 후 4주) : 지난번보다 사물이 토막
토막 갈라진 채로 보이는 증상이 50%정도 호전되고 치료후
귀가시 차창 밖의 풍경이 훨씬 깨끗해 보인다고 했다.
③ 2009년 2월 23일 (치료시작 후 5주) : 시야는 맑아지고 넓어
졌는데, 아직 책이나 신문은 전혀 읽을 수가 없다고 했다.
④ 2009년 2월 28일 (치료시작 후 6주) : 수면상태 호전되고 햇
볕에 사물이 흔들리거나 굴곡된 형상으로 보이는 것은 완전히
없어졌다. 아직 초록 노랑 색깔 부분은 안된다고 했다.
⑤ 2009년 3월 4일(치료시작 후 7주) : 이번 주 안과 검진을 했더

니 더 이상 병의 진행은 모두 중단된 듯 하며 상태가 아주 좋다고 했다.

⑥ 2009년 4월 6일 (치료시작 후 10주) : 햇빛이나 전등 등 빛에 대해 눈이 부신 것과 안개가 끼인 듯한 증상은 많이 호전 되었다. 하지만 물이 갈라져서 토막나게 보이는 증상은 70%정도 호전되었고 그에 따라 사물의 형태가 뚜렷하게 보였다.

⑦ 2009년 4월 20일 (치료시작 후 12주) : (초록,노랑)색깔 구분이 안 되었던 것이 90% 이상 호전되어서 초록색과 노란색 구분도 가능해졌다. 사물의 형태가 토막토막 갈라져 보이던 증상은 완전히 호전되어 사람이나 사물을 보는 데는 아무 불편함이 없이 회복되었다.

치료후기

너무나 조용하고 차분한 성격의 노할머니는 평소 삶의 낙이 책을 읽는 거라 했다. 치료경과 6주후쯤 되었을 때 토막토막 갈라진 형체로 보였던 의사의 얼굴을 처음으로 제대로 이목구비가 합쳐서 보였던지 제 얼굴이 나이에 비해 젊고 똑똑해 보인다고 칭찬 한마디를 건네 주었다. 그리고 꼭 다시 당신이 책을 마음껏 읽을 수 있을 만큼만 눈을 회복시켜달라고 당부를 했다. 안타깝게도 3개월 치료 후 다른 모든 증상은 충분히 호전 되었지만 그 좋아하는 책은 돋보기를 끼고 1~2시간을 읽고 나면 더 읽기가 힘들다고 아쉬움을 전했다. 노O숙할머니의 소망이 좀 더 완전히 이루어질 수 있도록 계속 임상연구의 노력이 더해가야 할 것이라 여긴다.

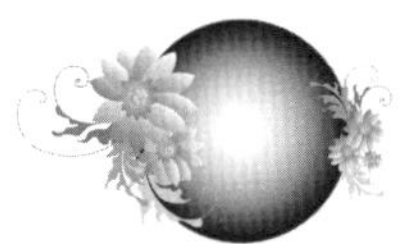

비문증

 **검은 물체가 둥둥 떠다니고 불빛이 번쩍거렸던 비문증**

김O옥 님 (여, 65세)

발병시기 및 내원 사유

김O옥 님이 처음으로 눈이 따가워지는 증상을 느낀 것은 15년 전이었다. 당시 김O옥 님은 해외여행 중이었는데, 여행지에서 이유도 없이 눈이 심하게 따끔거리는 것이었다. 뿐만 아니라 마치 플래쉬를 켰다, 껐다 반복하는 것처럼 눈앞에서 불빛이 번쩍거리는 증상도 함께 나타났다. 그후 검은 날파리 모양의 선들이 눈앞을 둥둥 떠다니며 시야를 가리는 것이었다. 뭔가 수상쩍은 일이 눈에서 일어나고 있다고 여기고 서둘러 귀국을 했고, 귀국하자마자 안과를 찾았다. 안과에서 녹내장 초기 진단을 받게 되었고 그와 함께 심한 비문증이라는 병명을 얻었다. 하지만 안압을 관리하는 것 외에 녹내장과 비문증을 치료할 수 있는 뚜렷한 방법이 없었으므로 특히나 괴롭고 불편한 비문증이 있는 상태에 적응하며 지낼 수밖에 없었다.

그러다 2008년에 들어서면서 비문증과 번쩍거림 증세가 더욱 심해져서 일상생활에 큰 불편을 겪게 되었다. 그에 김O옥 님은 한방 치료를 해보기로 하고 2008년 5월에 하성한의원을 찾아왔다.

증상 및 진단

내원 당시 눈앞에서 검은 지렁이 같은 물체가 뭉쳐서 떠다니는 증상이 나타나고 있었고 눈이 뻑뻑하고 건조하며, 충혈이 잘되는 편이었다. 안압도 28, 27로 몹시 높았다.

진단 결과 녹내장에 비문증, 안구건조증이 있었으며 간 기능과 신장 기능이 약했다. 또한 턱관절 장애도 있었다.

치료

① 한약요법 : 신음허 200방 탕제를 1일 3회씩 처방했다.

　(탕제를 들 때 구판과 별갑을 저온고압에서 48시간 농축한 성분의 한약농축액을 같이 들었다.)

② 약침요법 : 비문증에 유효한 증류 추출액을 팔강 약침으로 요부의 유효혈에 매회 0.3cc씩 주입했고, 동일한 증류 추출액을 약침으로 0.3cc씩 비문증의 유효 경혈 자리에 주입하여 경결된 근육을 이완시켜 주었다. 그와 함께 굵은 침으로 경결 부위를 자극해주었다.

③ TDP와 미세전류치료기로 물리치료, 반신욕이나 족욕, SCM 운동법을 실시했다.

④ 그와 함께 경추와 턱관절 교정치료도 병행했다.

치료경과

① 2008년 6월 4일 (치료시작 후 3주) : 눈앞의 불빛이 번쩍 번쩍

나타나는 횟수가 감소하고 충혈과 건조감이 많이 호전되어 눈 뜨기가 다소 편안해졌다.

② 2008년 6월 18일 (치료시작 후 5주) : 번쩍 거리는 것의 광채 는 희미해지고 횟수도 전보다 줄어들었는데, 안와 통증이 가 끔 나타나고 있었다.

③ 2008년 6월 25일 (치료시작 후 6주) : 뭉쳐서 떠다니는 비문 증은 대부분 흩어지고 가늘어 졌다고 했다. 또한 비문증과 번 쩍거림이 신경쓰이지 않을 정도로 약화되었고, 안와 통증도 사라졌다. 또한 내원 전에 안과를 찾아 녹내장 검사를 했는데, 검사 결과 상태가 많이 호전된 것으로 나왔다.

④ 2008년 7월 16일(치료시작 후 10주) : 번쩍거림이 전보다 더 감소했다.

⑤ 2008년 8월 6일(치료시작 후 13주) : 비문증은 눈앞 가운데 부 위는 거의 사라지고 눈 바깥 부위로만 보였다 사라졌다 할 정 도라고 했고 번쩍거리는 증세는 더 줄어들었다.

⑥ 2008년 8월 20일(치료시작 후 15주) : 비문증은 90% 이상 호 전되고 밝은 햇빛을 쳐다볼 때만 가느다랗게 아지랑이 선처럼 몇 개는 보이지만 신경 쓰지 않으면 전혀 못 느낄 정도로 호 전되었고 안압은 13, 15로 안정화되었고 눈의 건조감과 뻑뻑 한 안구건조증 증상도 거의 못 느낀다고 했다.

치료후기

김O옥님은 멋쟁이 아주머니로 통했던 분이다. 65세인데도 아무 도 할머니라 부르지 못할 정도로 젊어 보이고 위트 넘치시는 분이 었다. 항상 젊고 화려한 옷으로 멋지게 하고 다녔던 할머니로 불빛이 번쩍이는 것과 지렁이 군단만 눈앞에서 없애달라고 요구하며 "하원장! 이 지렁이들은 정말 지독해. 내 눈처럼 건조하고 충혈되어 물 좋아하는 평범한 지렁이들이면 벌써 이사 갔을 텐데 어쩜 점점 더 늘어나지? 내가 슬픈 영화를 봐도 억지로 참고 눈물도 안 흘려. 이 지렁이들 물 만나 더 좋아할까봐" 하며 농담으로 마음의 고충을 털어놓았다. 4개월을 꾸준히 치료했고 비문증과 함께 안압조절과 안구건조증 증상이 함께 좋아져 1석 3조의 효과를 얻었다며 기뻐했다. 지금은 정기적으로 턱관절과 척추만 체크하러 나오고 있다.

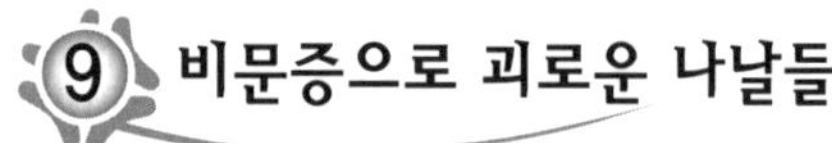

9 비문증으로 괴로운 나날들

김O자 님(여, 57세)

발생시기 및 내원 사유

김O자 님은 2004년에 현훈 증상을 느끼다 왼쪽 눈에 비문증이 발생했다. 처음에는 어지러움증이 생겨 빈혈인줄만 알았는데 검사 결과 아무이상이 없다고 해서, 몸이 허해서 그런줄 알고 보약을 복용했다. 그러다가 왼쪽 눈에 뭐가 떠다니기 시작했던 것이다. 작가인 김O자님은 책 보거나 글을 쓸 때 비문증이 너무도 거슬렸다. 하지만 양방에서는 그냥 적응하는 수 밖에 없다고 해서 적응하려 했지만 최근들어 더욱 신경이 너무도 날카로워지기 시작해서 신경안정제까지 복용하게 되었다.

그러다가 지인이 하성한의원에서 비문증을 없앴다는 말을 듣고 내원하게 되었다.

증상 및 진단

내원 당시 눈이 뻑뻑한 느낌이 있었으며 검은 물체들이 여기저기서 뭉쳤다 흩어졌다 날아다닌다고 했다.

진단 결과 왼쪽 눈이 비문증이었고, 턱관절 장애가 있었다.

치료

① 한약요법 : 태음인 신음허 300Mix方에 석창포 산조인 원지 등을 가감한 탕제를 1일 3회씩, 오메가3 계통의 혈액순환 개선제를 1일 4알씩 복용하도록 했다.

② 약침요법 : 증류 약침으로 요부의 유효혈에 각각 0.3cc씩 주입하고, 침으로 경결된 근육을 이완시켜 주었다. 굵은 침으로 경추의 경결 부위도 함께 자극해 주었다

③ TDP와 미세전류치료기로 물리치료, 반신욕이나 족욕, SCM 운동법을 실시했다.

④ 그와 함께 턱관절 교정치료도 병행했다.

치료경과

① 2009년 3월 20일 (치료시작 후 1주) : 비문증에 변화가 없었다. 그러나 눈이 시원한 느낌이 든다고 했다.

② 2009년 3월 30일 (치료시작 후 2주) : 여전히 비문증에는 큰 변화가 없었고, 눈이 뻑뻑한 느낌은 더 많이 감소했다.

③ 2009년 4월 6일 (치료시작후 3주) : 비문증은 뭉치는 횟수가 많이 줄었다고 했다. 그나마 책보고 글 쓰는 작업이 불편은 하지만 다시 시작했다고 했다. 아직 호전되지 않고 있었고, 눈 뻑뻑한 것은 더욱 나아졌다.

④ 2009년 4월 14일 (치료시작 후 4주) : 비문증이 호전되면서 여기저기서 날아다니던 검은 물체가 3분에 2이상 사라지고 왼쪽 눈의 바깥쪽 한쪽으로만 모였다 흩어졌다 하였다. 눈이 뻑뻑한 것은 호전된 상태를 유지하고 있었다.

⑤ 2009년 4월 30일 (치료시작 후 6주) : 비문증이 바깥쪽 한곳으로 검은 물체도 책읽기와 쓰기에 별지장이 없을 정도로 호전되어 이젠 신경이 쓰이지 않는다고 했다. 신경안정제도 중단하였다.

치료후기

소설가인 김O자님은 특히나 눈을 많이 쓰시기 때문에 비문증을 견디기 못해했고, 처음 3주 동안에 비문증의 치료에 호전이 없자, 많이 불안해하며 중간에 치료종결을 원했다. 그러나 많은 환자들의 치료데이터를 보고 난 후 다시 하성한의원에 다닌 덕분에 5주 후엔 많이 좋아졌다고 감사해했다.

사람에 따라 호전이 틀리긴 하지만 이렇게 예민한 분이 호전이 느려 중간에 포기하는 분들이 제일 안타까운 경우이다. 김O자님 같은 경우 고비가 있었지만 잘 넘겨주어서 좋은 결과를 안겨줄 수 있었다.

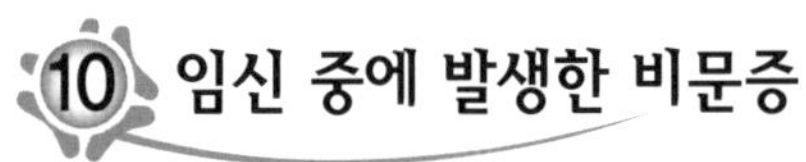

박O기 님 (여, 40세)

발병시기 및 내원 사유

임신 8개월째로 접어들었던 어느 날, 박O기 님 눈앞에서는 검은 물체 같은 것들이 엉켜진 실타래처럼 둥둥 떠다니기 시작했다. 뭔가 이상하다는 생각을 하면서도 임신으로 인한 호르몬 변화 때문에 일시적으로 나타난 증상일 것이라고만 추측했다. 하지만 눈앞에서 검은 물체가 떠다니는 증상은 시간이 지나도 사라질 줄 몰랐다. 앞이 안 보이거나 하는 것은 아니었지만 여간 성가신 게 아니어서 그 때문에 신경이 곤두서기 일쑤였다.

임신 중에 산모가 받은 스트레스는 태아에게 안 좋은 영향을 미치는 법이다. 따라서 안과를 찾아 치료를 받을 수 있으면 받자고 마음먹었다. 안과에서는 비문증이라고 했다. 그러나 임신 중인 탓에 치료를 할 수는 없고, 시간이 지나면 저절로 좋아질 수도 있으니 차분한 마음으로 그냥 지켜보자는 말만 하는 것이었다.

어쩔 수 없이 그 상태로 출산을 해야 했다. 그리고 출산 후 다시 안과를 찾았더니 왼쪽 눈은 정상으로 회복되었다는 진단을 내려주었다. 오른쪽 눈에만 비문증이 남아있다는 말이었다. 하지만 그로부터 얼마 지나지 않아 정상으로 회복되었다는 왼쪽 눈에서도 다시 비문증이 발생하고 말았다. 또한 출산전부터 수시로 통증이 나타나던 무릎과 허리는 비문증이 심해지면서 오른쪽 다리까지 땡기는 증상이 심해졌다.

그래서 양방 대신 한방으로 치료를 해보기로 하고는 2009년 2월 하성한의원을 찾아왔다.

증상 및 진단

비문증이 있었고 신장기능이 현저하게 저하된 상태였으며 턱관절 장애가 있었다.

치료

① 한약요법 : 태음인 신음허 300Mix 탕제를 1일 3회씩, 혈액순환 개선제를 1일 3회씩 복용하도록 했다.

② 약침요법 : 굵은 침으로 경추의 경결 부위를 자극해 주었다.

③ TDP와 미세전류치료기로 물리치료 및 반신욕이나 족욕, SCM운동법을 실시했다.

④ 턱관절 등 척추의 상태는 다행히 아주 양호 하였다.

치료경과

① 2009년 2월 28일 (치료시작 후 2주) : 비문 증상에 별 변화가 없었다. 단, 허리는 한약을 복용한 후로 아주 편안해지고 붓기도 많이 없어졌다.

② 2009년 3월 7일 (치료시작 후 3주) : 왼쪽 비문증이 먼저 경감되고 있었다. 좌우 모두 생활하기 많이 편안해졌다. 그러나 하루중 아침에 자고 일어난 직후에 눈앞에 제일 많이 나타나고 오후쯤 조금 더 흐려진다고 하였다.

③ 2009년 3월 18일 (치료시작 후 4주) : 지난번보다 비문증이 더 경감되었다.

⑤ 2009년 3월 28일 (치료시작 후 5주): 비문증이 좁쌀만 하게 남아있다고 했다.

⑥ 2009년 4월 7일 (치료시작 후 6주): 비문증이 거의 사라졌다.

허리에서 다리까지의 통증도 없어지고 산후 부종 증상도 같이 좋아져서 치료를 마무리 하였다.

치료후기

40대로 접어든 박O기님은 늦은 나이에 아기를 낳느라고 많이 힘들어했던 분이다. 아기를 낳아서 체력적으로도 많이 힘들어했고, 출산이후 비뇨생식기 기능 즉 신장, 방광, 자궁, 난소 등의 장기들이 기능적으로 아주 저하된 상태라 신기능을 강화시키고 임신과 출산으로 인한 근육이나 인대의 긴장을 풀어주어 혈액순환을 촉진시키는 한약재 처방을 위주로 투여하였다. 비문증 환자들의 대다수가 턱관절이나 경추상의 구조적인 문제점들을 같이 원인으로 가지고 있는데 반해 박O기님은 기능적인 특면에서 신기능의 회복을 도모하는 한약들로만 좋은 효과를 얻어낼 수 있었다. 즉 비문증과 함께 산추요통, 관절통, 부종의 증상이 모두 개선된 점이다.

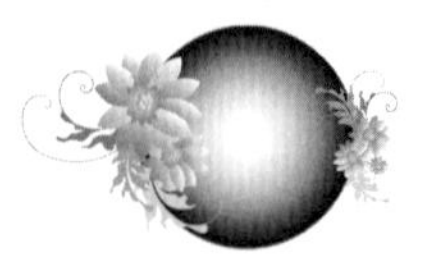

안구건조증

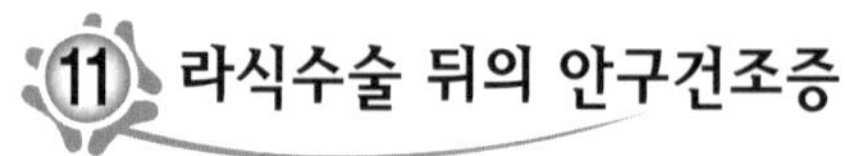

11 라식수술 뒤의 안구건조증

성O진 님 (여, 20세)

발병시기 및 내원 사유

고달팠던 고3 수험생 생활이 끝나고 스무 살이 되었을 때 성O진 님은 고3에서 벗어난 기념으로 라식수술을 했다. 시기는 대학 입학식이 있기 직전인 2006년 2월. 그런데 라식수술로 안경에서 해방된 것까지는 좋았는데, 수술 받은 직후부터 안구가 빡빡한 느낌이 들기 시작했다. 그도 그럴 것이 수술을 받고 난 후부터 눈물이 분비되지 않아 안구가 항상 건조한 상태였던 것이다. 뿐만 아니라 눈썹사이 미간 쪽으로 안구 통증까지 느껴졌다. 제일 괴로운 건 단 10분도 컴퓨터나 책을 볼 수가 없다는 점이다. 눈이 빡빡하고 통증 심한 이유로 수술 받은 병원을 찾아갔더니 안약을 처방해줬는데 안약을 투여하면 눈물이 조금씩 분비되면서 상태가 호전되었다. 하지만 그뿐, 안약을 넣은 후 30분 후면 또다시 같은 증상이 재발하는 것이었다. 하여 한방으로 안구건조증을 근원적으로 치료할 수 있을까하여 2006년 7월에 본 의원을 찾아오게 되었다.

증상 및 진단

안구 상태가 전반적으로 건조했고 가까운 거리를 볼 때 수정체가 두꺼워지고 모양체가 긴장하고 있었다. 그 때문에 안구 후부의 통증이 유발되는 것이었다. 그리고 눈의 외양근이 긴장하고 있고 교감, 부교감 신경 간의 밸런스가 깨져서 허열이 심한 상태였다.

수시로 가슴과 늑골주위로 뻐근하고 답답한 느낌과 신경 쓰면 소화가 잘 안되고 트림을 자주하고 등줄기부터 머리와 눈으로 상열감이 빈번히 발생하고 소변이 자주 마렵고 간혹 입이 마르고 숙면이 잘 안되는 등 한의학적으로 간기가 울결하고 신음이 허손한 증상들이 나타났다. 그와 함께 턱관절 장애가 있었고, 척추가 전체적으로 비틀려 있기도 했다.

치료

① 한약요법 : 기혈 신음허 300Mix方 탕제를 1일 3회씩 복용하도록 했다.

    (탕제를 들 때 별갑과 구단의 한약농축액을 같이 듦)

② 약침요법 : 팔강 약침으로 요부의 유효혈에 각각 0.5cc씩 주입하고, 어혈약침으로 경결된 근육을 이완시켜 주었다. 굵은 침으로 경결 부위도 함께 자극해 주었다.

③ TDP와 미세전류치료기로 물리치료, SCM운동법을 실시했다.

④ 턱관절 교정과 척추교정 치료도 더불어 병행했다. 또한 바른 자세를 위해 국선도 운동을 치료와 함께 시작하였다.

치료경과

① 2006년 7월 26일 (치료시작 후 1주) : 눈 건조함은 많이 나아

졌으나 공기가 안 좋은 곳에 가면 눈이 많이 피로했다. 특히 당시는 여름이라, 에어컨이 켜진 곳에 가면 눈이 피로해지는 증상을 느꼈다.

② 2006년 8월 4일 (치료시작 후 2주) : 약침 맞은 날은 눈 상태가 매우 편했다. 구체적인 증상도 처음보다는 호전된 듯한 느낌이 들었다. 그러나 여전히 눈이 건조하고 피로하여 책을 볼 때 상당히 괴로웠다.

③ 2006년 8월 23일 (치료시작 후 4주) : 호전된 상태를 유지하고 있으나 눈물이 아직 충분히 분비되지 않는 상태였다. 따라서 건조한 뻑뻑한 느낌이 남아 있어서 책을 볼 때 불편한 것은 마찬가지였다.

④ 2006년 9월 4일 (치료시작 후 5주) : 눈 상태는 더 많이 좋아졌으나 내원하기 3-4일전부터 소화 불량이 일어나고 있다고 했다.

⑤ 2006년 9월 27일 (치료시작 후 7주) : 호전된 상태가 유지되어 내원하기 전날에는 가까운 거리의 책을 많이 볼 수 있었다. 그러나 내원 당일부터 현훈과 오심, 속이 답답한 증상이 느껴진다고 했다.

⑥ 2006년 10월 20일 (치료시작 후 9주) : 전에는 눈을 크게 뜨면 통증이 오려하고 근육이 뭉치는 듯한 느낌이 들었는데 그 느낌이 감소했다. 치료효과를 높이기 위해 눈 운동을 하고 있다고 했다.

⑦ 2006년10월 31일 (치료시작 후 10주) : 볼록 렌즈의 안경을 착용하기 시작했다. 그 안경을 착용하면 시력이 0.3까지 떨어지지만 근거리의 사물을 볼 때 생기는 안구통증은 줄어들었다.

라식수술 전엔 안경 끼면 피곤함을 느꼈는데, 이번엔 볼록 렌즈 안경을 착용해도 그때만큼 피곤함이 느껴지지 않았다.

⑧ 2006년 11월 7일(치료시작 후 11주) : 계속해서 볼록렌즈 안경은 착용하고 있고, 안구의 건조감과 뻑뻑함과 통증은 거의 해소되고 책과 컴퓨터를 하지 않으면 생활에 지장이 없을 정도로 좋아졌다.

⑨ 2006년 11월 24일(치료시작 후 13주) : 안구건조와 안구통증의 현저한 감소와 함께 소화와 숙면상태 옆구리 쪽의 답답하고 뻐근함과 상열감 등의 기타 신체증상이 모두 괜찮아 졌다고 하였다. 그러나 좌우 안쪽 외양근이 당겨지는 느낌이 들었다.

⑩ 2006년 12월 23일(치료시작 후 17주) : 안구건조증이 완치되어 볼록렌즈 안경을 착용하지 않고 3~4시간 이상 책 읽을 때도 불편함이 전혀 느껴지지 않았다.

치료후기

도저히 학업을 지속 할 수가 없어 휴학계까지 제출하고 치료에 전념한 성O진 님은 대학에 입학하여 너무나 하고 싶은 게 많았지만, 예기치 않게 안구건조증으로 힘들어했다. 라식후유증으로 건조증이 생길 수 있다는 것을 알았지만 이렇게 일상생활에 극심한 지장을 줄 정도라고 생각하지 못했던 것이다. 치료기간이 4개월이 넘게 걸렸지만 안구건조증 뿐만 아니라 턱관절과 일자목이며 심각한 우측측만의 경추상태도 바로 잡아주었다.

일반적으로 라식후유증이라고 생각하고 심한 안구건조증이나 안구통증을 앓고 있는 대다수의 환자들은 직접 수술상의 잘못으로 각막에 손상을 입은 경우는 드물고 한의학적으로 볼때 체질적으로 또한 기능적 구조적인 개인의 신체상의 문제점들로 인해 유발되는 경우가 많다고 볼 수 있다. 그러므로 라식 부작용에대해 피해의식과 분노를 크게 느끼는 환자들은 그 마음을 먼저 풀고 반드시 한의학적으로 다시 신체전반적인 문제점들을 파악하며 좋은 치료효과를 거둘 수 있을 것이다.

⑫ 10년째 지속돼온 안구건조증

정O란 님 (여, 32세)

발병 시기 및 내원 사유

치위생사인 정O란 님은 1997년에 라식수술을 받았고, 그 후부터 안구건조증에 시달리게 되었다. 그 때문에 안과도 자주 다녔는데 2008년에 접어들면서는 그 증상이 더 심해졌다. 몇 년전 운동장을 지나가다 축구공에 얼굴을 맞은 후 턱관절에 이상이 생겨 음식을 씹을 때마다 소리가 나고 어금니 일부가 약간 어긋나 있는 느낌을 받아 치과에서 검진후 턱관절 문제를 알아내고 치과에서 턱관절 치료를 받고 있었다.

안구건조증은 고칠 수 없다는 생각에 별다른 치료를 하지 않고 있었다. 그런데 인터넷으로 검색을 하다가 하성한의원을 보게 되고 내원하게 되었다.

증상 및 진단

내원 당시 양쪽 귀 주위가 조이고 당기는 느낌이 24시간 계속 유지되어서 두통이 심했다. 최근들어 피로시 간간이 귀에서 금속성의

이명음이 들릴 때도 있다. 시력 또한 저하되고 있었으며, 기상 후에
는 눈곱이 많이 끼었다. 쉽게 피로하고 기력이 약했다.

진단 결과 심한 안구건조증이었고, 간기능과 신장기능이 약했으
며 턱관절 장애가 있었다.

치료

① 소음인 간신음허 300方 탕제를 1일 2회, 혈액순환 개선제를
   1일 2알씩 복용하도록 했다.
② 약침요법 : 팔강 약침으로 요부의 유효혈에 각각 0.5cc씩 주입
   하고, 어혈약침으로 경결된 근육을 이완시켜 주었다. 굵은 침
   으로 경추1번에서 5번까지를 집중적으로 경결 부위도 같이 자
   극해 주었다.
③ TDP와 미세전류치료기로 물리치료, 반신욕이나 족욕, SCM
   운동법을 시행했고 볼 마사지를 함께 행했다.
④ 턱관절과 경추 교정치료를 병행했다.

치료경과

① 2008년 6월 14일 (재 치료시작 후 2주) : 아직 귀 뒤쪽이 여전
   이 당기는 듯해서 얼굴까지 답답한 느낌이 들었다. 눈의 충혈과
   눈곱낌은 많이 편안해졌다. 두통이 강도가 약해졌다고 했다.
② 2008년 7월 12일 (재 치료시작 후 4주) : 지난번과 상태가 동
   일했고, 잠자기 전과 긴장했을 때 간혹 눈이 시큰거려서 눈을
   뜨기가 힘들었고 눈꺼풀도 떨렸다.
③ 2008년 7월 19일 (재 치료시작 후 5주) : 귀가 당겨지는 듯하
   면서 얼굴까지 답답해졌던 느낌이 현저히 감소하면서 귀에서

금속성 이명음도 최근 한번도 느낀적이 없었다.

④ 2008년 7월 26일 (재 치료시작 후 6주) : 업무량이 많아 며칠 간 수면부족으로 충분히 잠을 못잔 상태인데도 눈은 충혈도 뻑뻑함도 없이 단지 졸리움 따름으로 아주 눈이 펴안해져 조금씩 좋아지고 있었다.

치료후기

치과에서 치위생사로 일을 하고 있었는데 평소 턱관절에 문제가 많아서 교정장치를 끼고 있었다. 그런데 치과에서는 일반적으로 그 장치를 평생 착용해야 한다. 그러나 본원에서 턱관절 교정이 6번만에 잡혀서 매우 놀라워했다. 안구건조증도 좋아졌지만 교정장치를 평생 끼지 않아도 된다는 사실에 매우 만족해했다. 특히 금속성 고음의 이명소리도 치료 이후 들리지 않아 여러 가지로 치료효과를 많이 봤다. 물론 턱관절의 지속적인 유지를 위해서는 경추 및 요추까지 전체 척추의 바른 배열상태를 함께 관리해주어야 한다는 숙제는 남아있지만 보통 3개월 내외면 1차적인 유지는 가능하게 되고 장기적으로 6개월 정도 바른자세와 걷기 운동 등을 생활에 접목해서 실천하면 척추와 턱관절의 유지는 별 문제가 없다.

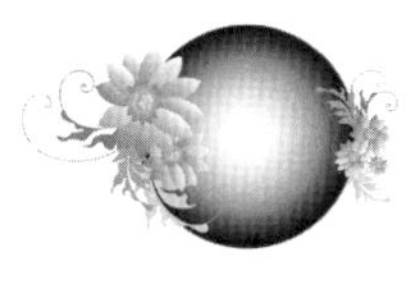

소아시력

13 TV를 너무 가까이 보다 생긴 고도근시

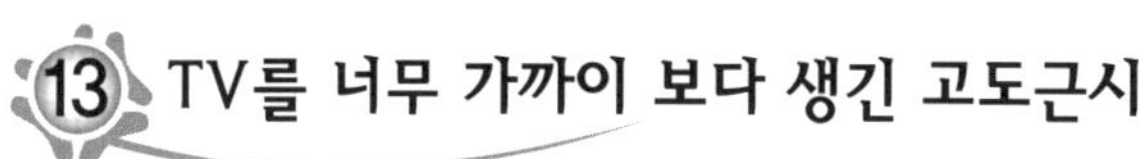

최○○ 군 (남, 8세)

발병 시기와 내원 경로

내원 당시 초등학교 1학년생의 어린이로 평소 벽면 모서리에 부딪혀 넘어지거나 다치기 일쑤였고, TV를 필요이상으로 가까이 시청하는 습관이 있어 자주 주의를 받곤 했다고 한다. 초등학교를 입학하기 전까지는 시력에 대해 별 달리 의심을 하지 않았던 부모는 2009년 3월 초등학교를 입학하여 시력검사를 하게 되면서 고도근시임을 알게 되었고, 우측 시력이 0.09, 좌측시력이 0.1이며 내원하기 3개월 전부터 안경을 착용하기 시작했다고 한다. 평소 비염증상이 있는 것 외에는 특별히 아픈 곳은 없었다. 2개월마다 안과 검진을 받으며 계속 시력이 떨어지고 있는 아이의 상태에 대해 부모들은 매우 난감해 했다.

증상 및 진단

근거리 사물을 볼 때도 습관적으로 눈 사이 미간을 찡그려 사물을 보게 되고, 학교에서도 안경을 쓰지 않고는 칠판 글씨를 보기 어렵다며 수업시간에 다소 산만한 상태였다. 간혹 두통을 호소하거나 어지럼증이 동반되기도 하였으며, 체질검사 결과 신장기능이 허약하였으며, 요추와 흉추는 많이 틀어지지 않았지만 턱관절과 경추에 문제가 많았다.

치료법

① 한약요법 : 태음인 신음허 200방 탕제로 1일 2회 복용

② 약침요법 : 고도근시에 유효한 한약의 증류 추출액을 팔강 약침으로 요부의 유효혈에 각각 0.5cc씩 주입하고, 근시의 유효 경혈자리에 0.1cc씩 기혈 순환을 목적으로 약침액을 주입시켜 주었다. 이것을 1주에 1회 시술했다.

③ 평소 비만이 약간 있고, 육류를 좋아해 야채 과일 해조류 등 비타민과 미네랄 위주의 식사를 많이 섭취하게 하고 멀티카로틴 영양제를 권했다.

④ 물리치료 및 맛사지 요법 : 근시에 영향을 주고 있는 경추 부위의 근육 긴장과 혈액순환 장애를 풀어주기 위하여 TDP 및 미세전류치료기로 물리치료를 하였으며, 또한 해당부위 혈자리에 지압 및 맛사지를 하게 했다.

⑤ 자가운동요법 : 눈호흡요법과 스코프-EX 안구운동요법을 각각 5분씩 하루 2회 이상 시행하도록 했다.

⑥ 턱관절 및 경추 교정치료 병행.

치료경과

① 2009년 12월 26일(치료시작 후 2주): 4일전 시력검사를 하였

는데 우측시력이 0.3으로, 좌측시력이 0.4로 호전되었다. 안경을 벗고 미간을 찡그리는 표정이 많이 줄어들었다고 하였다.

② 2010년 1월 9일(치료시작 후 4주): 디지털 시력측정기의 작동에 문제가 생겨 시력측정을 못하였지만 시력이 좀 더 돌아 온 것 같다고 말했다. TV를 소파에 앉아서 보기가 가능해졌다는 것이다. 항상 TV화면에 거의 붙어보던 아이였다고 한다. 2주 더 치료받은 후 시력검사 권했다.

③ 2010년 1월 23일(치료시작 후 6주): 어제 시력검사 결과 우측 시력이 0.7, 좌측 시력이 0.8로 호전되었고, 안경을 벗고 차안에서 창밖 간판들의 글씨를 쉽게 다 읽을 수 있다고 했다. 호전된 시력의 유지를 위하여 4주 더 치료를 권했다.

④ 2010년 2월 21일(치료시작 후 10주): 최종 시력 측정 결과 우측 0.8, 좌측 0.9로 유지되고 있어서 치료 마무리를 했다. 정기적으로 2개월마다 시력이 유지되는지를 지속적으로 관리하고 있다.

치료 후 3개월 후에 내원했는데, 그동안 집에서 꾸준히 눈호흡요법과 스코프 EX의 안구운동을 각각 하루 10분씩 지속적으로 해왔다 한다.

치료후기

현재는 안경을 벗고도 칠판 글씨를 읽는 것이 가능해졌으며 수업 분위기도 매우 차분해져 지난 시험에서는 받아쓰기를 100점 맞았다고 어머니께서 병원에 감사하는 마음과 자랑이 뒤섞인 인사를 해왔다. 덕분에 누나가 시력검사를 받아 우연한 기회에 함께 치료를 받게 된 동생도 현재는 유치원에 다니며 안경을 손쉽게 벗을 수 있게 되었다고 하고, 뿐만아니라 몇년째 고생하던 얼굴과 팔 등의 아토피 증상이 함께 사라져 다시 한 번 한방치료의 선택이 탁월하였다며 여러차례 감사의 말을 잊지 않았다.

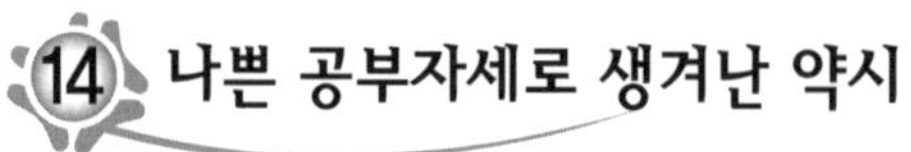 14 나쁜 공부자세로 생겨난 약시

김OO 군 (남, 15세)

발병 시기 및 내원 사유

내원 당시 초등학교 5학년이었던 김OO 어린이는 6세경 좌측 눈을 유난히 찡긋거리는 버릇을 보이기 시작하여 안과 검사 결과 약시 진단을 받았으며 현재도 책을 좋아하는 습관으로 인해 바르지 않은 자세로 책을 읽어 수차례 지적하였으나 자세가 고쳐지지 않고 자주 목과 허리가 아프다는 소리를 한다고 했다.

현재 안과에서 눈가림 치료라고 하여 잘 보이는 쪽을 먼저 가린 후 안 보이는 쪽으로 보게 하는 훈련을 받고 있으며, 6개월에 한 번씩 안경 도수를 조절하고 있는 중으로 1년 전부터는 시력이 일정하게 유지되고 있다고 하였다.

증상 및 진단

밤에는 야간뇨를 자주 보며 낮에도 말은 하지 않으나 소변을 자주 보는 것 같다고 하였다. 현재 시력은 좌측 0.2, 우측 0.5로 약시로 진단되었으며, 신기능이 약하고 특히 경추는 일자형 목으로 턱이 앞으로 빠진 것처럼 흉추 부위까지 영향을 주어 구부정한 자세를 보이고 있었다. 바르지 않은 독서 습관으로 인한 척추의 불균형

교정이 가장 시급한 것으로 판단되었다.

치료법

① 한약요법 : 소음인 신음허 200방 탕제로 1일 2회 복용

② 약침요법 : 약시에 유효한 증류 추출액을 팔강약침으로 요부의 유효혈에 각각 0.5cc 주입하고 증류 추출액을 약침으로 0.5cc로 약시의 유효 경혈 자리에 경결된 근육을 이완시켜 주었다. 이것을 1주에 2회 시술하였다.

③ 식이요법: 고단백의 영양식과 함께 비타민 미네랄 위주의 균형 잡힌 식사를 하게하고, 멀티카로틴과 블루베리 식품을 권하였다.

④ 물리치료 및 맛사지 요법 : 약시에 영향을 주고 있는 부위의 근육 긴장을 풀어주기 위하여 미세전류치료기로 물리치료를 하였으며, 해당부위의 지압 및 맛사지를 하게 했다.

⑤ 자가치료요법 : 눈호흡요법과 스코프-EX 안구운동요법, 눈주위 마사지를 각각5분씩 하루 2회 병행.

⑥ 턱관절 및 경추 교정치료 병행

치료경과

① 2008년 9월 10일(치료시작 후 2주): 거리감 있는 사물이 전보다는 또렷하게 보이고 있으나 아직은 큰 변화를 느끼지 못하고 있다고 하였다. 시력은 좌측 0.3 우측 0.6으로 경미한 변화가 있었다.

② 2008년 9월 24일 (치료시작 후 4주): 지난번에는 칠판 글씨를 읽을 때 안경 없이는 다소 흐릿하게 보였는데 현재는 같은 거

리에서 읽을 수 있는 수준 정도라고 하였다. 하지만 작은 글씨
가 선명하지는 않는다고 하였다. 시력은 좌측 0.6 우측 0.8로
측정되었다.

③ 2008년 10월 7일 (치료시작 후 6주): 현재 시력검사 결과 좌측
0.7, 우측 0.9로 유지되고 있으며 바른 자세 유지를 위해 교정
의자를 구입하였고, 안구 맛사지를 꾸준히 병행하고 있다.

치료후기

여전히 책 읽기를 좋아하는 김OO 어린이는 가끔은 아직도 엎드
려서 책을 보곤 하지만 의식적으로 책상에 앉아 바른 자세를 유지
하려는 노력을 하고 있어 미소를 짓게 한다고 하셨다. 저녁에는 함
께 앉아 눈 맛사지를 서로 해주기도하고 아이와 함께 스킨쉽을 할
수 있어서 모자지간의 정이 깊어지는 것 같아 바른 자세를 위해 함
께 할 수 있는 스트레칭 위주의 운동이나 놀이문화를 개발해 봐야
겠다며 감사의 인사를 전했다.

15 나쁜 자세로 TV와 컴퓨터를 봐서 생긴 근시

노OO 군 (남, 7세)

발병시기 및 내원사유

2010년 2월에 너무나 밝게 웃으면서 붙임성 있는 한 아이가 아빠
와 함께 한의원에 방문했다. 작년 가을 눈 주위에 조그만 물사마귀
들이 생겨 안과에 들렀다가 시력이 떨어진 것을 알았다고 한다. 1개

월에 한 번씩 검진을 받는데 계속 떨어지고 있다면서 한의원에 내원하게 됐다. 그 이후 엄마는 아이의 눈 때문에 책과 인터넷에서 눈에 좋은 마사지법을 모두 찾아보고 매일 저녁 10분씩 직접 마사지를 해주고 있을 정도로 아이에 대한 사랑이 지극했다.

증상 및 진단

2009년에 시력을 측정했을 때만 해도 좌측 1.2, 우측 1.2이였다고 한다. 내원 후 한의원에서 측정했을 때는 좌측이 0.2, 우측이 0.3이었다. 아이는 성격이 너무 활발하고 다소 산만했으며, 또래보다 키자 작았다. 시력이 더 이상 안 나빠지길 원했으며, 성장과 집중력 향상에 도움이 되는 약을 원했다. 편식이 심해서 약으로 보충하려는 경향이 있었으며, 컴퓨터와 TV시청에 너무 많은 시간을 보내고 있을 뿐만 아니라 항상 소파에 비스듬히 누워서 TV를 보거나 만화책을 보는 습관으로 어린이인데도 불구하고 육안으로 보아도 어깨가 우측으로 기울어지고 등이 구부정하니 나와 있는 나쁜 자세였다. 당연히 척추와 턱관절에 문제가 있었고, 간기능이 너무 항진되어 있고 신장기능이 많이 저하되어있는 상태였다. 또한 편식으로 인한 영양불균형도 문제였다.

치료법

① 한약요법 : 소양인 신음허 탕제로 1일 2회 복용
② 약침요법 : 근시에 유효한 증류 추출액을 팔강약침으로 요부의 유효혈에 각각 0.5cc 주입하고 증류 추출액을 약침으로 0.5cc로 근시의 유효 경혈 자리에 경결된 근육을 이완시켜 주었다. 이것을 1주에 1회 시술했다.

③ 식이요법 : 잘 안먹는다고 인스턴트 음식 위주로 식사를 하고 있는 상태여서 고단백의 영양식과 함께 비타민 미네랄 위주의 균형 잡힌 식사를 하게했다.

④ 물리치료 및 맛사지 요법 : 근시에 영향을 주고 있는 부위의 근육 긴장을 풀어주기 위하여 미세전류치료기로 물리치료를 하였으며, 해당부위의 지압 및 맛사지를 하게 했다.

⑤ 자가치료요법 : 눈호흡요법과 스코프–EX 안구운동요법, 눈 주위 마사지를 각각5분씩 하루 2회 병행했다.

⑥ 턱관절 및 경추 그리고 특히 흉추의 측만을 중점적으로 교정 치료 했다.

치료경과

① 2010년 2월 10일(치료시작 후 2주): 첫날 교정과 운동법만으로 시력이 일시적으로 좌측 0.4, 우측 0.6으로 나와 많이 향상되어서 부모가 다소 놀라워했고 그 시력이 유지될까 걱정했는데 다행이도 2주후 시력검사에서 좌측 0.6, 우측 0.6이었다.

② 2010년 2월 24일 (치료시작 후 4주): 한의원에서 내준 숙제를 열심히 한다고 했다. 지난번 시력이 많이 향상 되었는데 현재도 잘 유지되고 있었다. 키가 한 달 사이에 1cm가 커졌다.

③ 2010년 3월 7일 (치료시작 후 6주): 지난번 보다 더 향상 되어서 현재 시력검사 결과 좌측 0.7, 우측 0.9였다. 운동법을 하면서 집중력도 향상 됐다고 했다.

④ 2010년 3월 21일 (치료시작 후 8주): 시력을 좌측 0.7 오측 0.9로 유지가 되고 2월에 1cm, 3월 1.5cm씩 키가 성장하기를 원했다. 시력 유지와 성장에 지속적인 도움이 되고자 정기적

인 검진관리를 원했다. 3개월 후 치료 마무리를 하고, 2달 후 체크를 받으러 내원할 예정이다.

치료 후기

산만하고 키가 작은 노○○ 어린이는 시력이 더 이상 안 나빠지기만을 원했으나, 적극 협조 덕분인지 생각보다 더 많이 좋아졌다. 한의원에서 내준 숙제를 놀이라고 생각해서 즐기면서 했다고 한다. 시력도 좋아지고, 무엇보다 산만한 게 조금 덜 해졌다고 부모님이 기뻐하셨다. 시력으로는 마무리가 됐지만 성장 때문에 더 치료받는다고 해서 계속 내원하셨다. 성인이 잘못된 척추를 잡는 것보다 어렸을 때 잡아줌으로써 바른 자세에 대해 습관을 들일 수 있다. 척추는 모든 병의 근원이기 때문에 바른 자세는 그만큼 중요하다. 병원에 오는 걸 즐거워하고 해맑게 웃으며 직원들에게 애교쟁이로 불렸던 노○○ 어린이의 부모는 결과에 만족해하면서 앞으로 아이를 한의사로 키워보고 싶다는 애기를 하기도 했다.

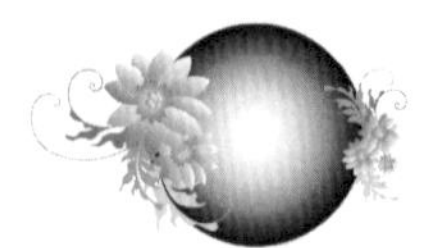

기타

16 사물이 두 개로 보이면서 어지럽고 속이 메슥거렸던 복시

김O화 님 (여, 38세)

발병 시기 및 내원 사유

김O화 님은 요즘의 젊은 주부답게 평소 컴퓨터 앞에서 시간을 많이 보내는 편이었다. 장시간 동안 컴퓨터 작업을 하면 모니터를 계속해서 바라보게 되므로 눈 깜빡임이 적어진다. 눈을 껌뻑여야 눈물이 분비되는데 깜빡임이 적어지므로 눈물이 분비되는 횟수도 줄어들게 된다. 눈물이 적게 분비가 되면 그만큼 안구의 청결도도 떨어지고 눈도 건조해지면서 뻑뻑하게 되는 것이다. 거기다 발병 당시 딸아이를 유치원에서 잃어버리는 바람에 스트레스를 심하게 받은 상태였다.

그러한 사항들이 복합적으로 원인이 되어 2007년 3월 17일부터 눈이 조금씩 아프더니 6일이 지난 23일부터는 갑자기 사물이 두 개로 보이기 시작했다. 물론 처음에는 안과를 찾아가려 했다. 그런데 주위에서 자신과 비슷한 증상을 수술 없이 한방으로 치료했다는 말을 듣고 2007년 4월에 본원을 방문한 것이었다.

증상 및 진단

사물이 두 개로 보이면서, 눈물이 많이 나고 안구 통증이 있었다. 또한 눈을 뜨면 어지럽고 속이 미식거리다가 눈을 감으면 그러한 증세가 사라지곤 했다. 그와 함께 비염과 턱관절 장애도 있었다.

평소 컴퓨터를 장시간하면서 목 어깨 근육의 긴장이 매우 심했고, 자세도 무척 좋지 않았다. 특별한 운동과 관리 없이 생활하는 가운데 아이를 잃어버리는 강한 스트레스까지 겹쳐 눈 주위 혈관과 신경에 악영향을 미칠정도로 근육의 긴장들이 악화된 상채에서 발병한 증상들이었다.

치료

① 한약요법 :기혈신음허 300mix方 탕제를 1일 3회씩 복용하도록 했다. 또한 오메가3 계종의 혈액순환제 권유했다.

② 약침요법 : 팔강 약침으로 요부의 유효혈에 각각 0.5cc씩 주입하고, 어혈약침으로 경결된 근육을 이완시켜 주었다. 굵은 침으로 경추 및 상부 흉추까지 근육의 긴장된 경결 부위도 함께 자극해 주었다.

③ TDP와 미세전류치료기로 물리치료, 반신욕이나 족욕, SCM 운동법을 시행했다.

치료경과

① 2007년 4월 13일 (치료시작 후 1주) : 침을 맞은 날, 귀가한 뒤 잠깐 낮잠을 잤는데 자고 일어나니 일시적으로 사물이 하나로 보였다. 그 후 다시 두 개로 보이긴 했으나 안구 통증이 조금 줄어들었고 어지럽고 속이 메슥거리는 증상도 약화되었다.

② 2007년 4월 23일 (치료시작 후 2주) : 눈도 뻑뻑하고 머리 왼쪽이 아파오는 듯했다.

③ 2007년 5월 01일 (치료시작 후 3주) : 내원하기 3일 전부터 눈이 편해졌고, 사물에 눈길을 가만히 고정하면 형체가 두 개로 보이지 않고 제대로 보였다. 그러나 눈길을 다시 왔다 갔다 하면서 이동하면 겹쳐 보이는 증상이 나타났다. 계단을 오르내릴 때 자연히 발걸음에 따라 시선이 움직이게 되므로 그때도 사물이 두 개로 보이곤 했다. 그와 함께 약침 치료 후 허리가 조금 뻐근했다.

④ 2007년 5월 8일 (치료시작 후 4주) : 눈 불편함을 거의 못 느낄 정도로 호전되었으나 목이 뻐근했다. 그리고 내원하기 며칠 전 놀이공원을 다녀온 후 우측 편두통이 있었다.

⑤ 2007년 5월 15일(치료시작 후 5주) : 눈은 호전된 상태를 유지했고 어깨는 통증은 없는 대신 만지면 뻐근했다. 비염도 많이 나아져서 기침이 없어졌고 재채기만 조금 나왔다.　⑥ 2007년 5월 28일(치료시작 후 7주) : 눈은 호전된 상태를 계속 유지했고 소화불량이나 감기에도 불편함이 없었다.

치료후기

김O화 님은 치위생사로 일을 하면서도 턱관절 장애 치료를 위한 교정장치를 끼고 있었고, 치과에서 교정장치는 평생 착용해야 한다고 해서 그런 줄 알았다. 그런데 하성한의원의 노하우로 교정 6번만에 턱관절 장애가 잡혀 안구건조증도 호전되었다. 더 이상은 교정장치를 착용하지 않아도 된다는 사실 때문에 더더욱 흡족해했다.

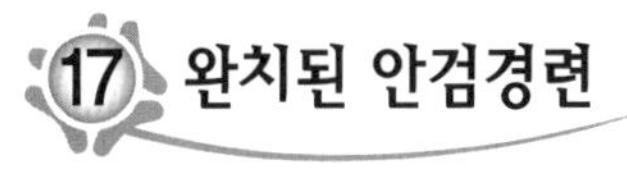

17 완치된 안검경련

이O영 님 (남, 53세)

발병시기 및 내원 사유

안검경련은 어느 날부터 갑자기 눈을 자주 깜박거리게 되고 눈꺼풀이 떨리는 증상이다. 이O영 님도 2008년 늦봄 무렵에 갑자기 눈꺼풀이 떨리기 시작했다. 그 때문에 안과를 찾아 치료를 받아봤지만 눈에 띨 만한 차도가 나타나지 않았다. 그리하여 한방 쪽으로 치료를 받아보기로 하고 2008년 11월, 늦가을에 본원을 찾아오게 되었다.

증상 및 진단

하루에 10회 정도 경련이 일어나면서 눈꺼풀이 떨렸는데, 특히 자고난 직후와 점심, 저녁 식사시간에 경련이 많이 일어났다.

안검경련과 눈 깜빡임이 심했고, 전립선 비대증과 요통과 함께 우측 무릎이 오래전부터 통증이 있어 왔다고 했다. 또한 간기능과 신기능이 체질적으로도 약한 상태이며 턱관절 장애와 경추, 흉추, 요추 모두 척추측만증의 문제가 있었다. 그리고 몇 년 전부터 서서히 한쪽 입꼬리가 올라가고 좌우 턱선의 형태가 달라 사진상 안면이 비뚤어진 얼굴로 변해갔다고 한다.

치료

① 한약요법 : 태음인 신음허 300방 탕제를 1일 3회씩, 혈액순환 개선제를 1일 2-3회씩 복용하도록 했다.

② 약침요법 : 어혈약침으로 유효 경혈 자리에 경결된 근육을 이

완시켜 주었다. 그리고 굵은 침으로 경결 부위를 극해 주었다.

③ DPT와 미세전류치료기로 물리치료, 반신욕이나 족욕, SCM 운동법을 실시했다.

④ 그와 더불어 턱관절과 경추, 흉추, 요추 교정치료 병행했다.

치료경과

① 2008년 11월 22일 (치료시작 후 2주) : 1日 10회 정도 일어나던 안검경련이 3-4회로 감소했다.

② 2008년 12월 13일 (치료시작 후 4주) : 호전된 상태를 유지하고 있었다. 척추교정을 받고, 평소자세까지 바뀌면서 변비와 소화부량상태가 좋아졌다고 했다.

③ 2008년 12월 27일 (치료시작 후 6주) : 상태가 더 나아져서, 경추를 집중치료후인 자고난 직후 경련강도가 많이 약해지고 턱관절 교정을 한 후엔 식사후 경련증상이 많이 감소되었다. 경련이 1일 1-2회로 줄어들었다.

④ 2009년 1월 10일 (치료시작 후 8주) : 호전된 상태 유지하고 있었다. 전립선 비대증도 호전을 보였다.

⑤ 2009년 1월 24일 (치료시작 후 10주) : 느낌으로는 더 좋아졌는데 경련이 일어나는 횟수는 1-2회를 유지했다. 주로 식사시간 이후에 아주 가볍게 느껴진다고 했다.

⑥ 2009년 2월 7일 (치료시작 후 12주) : 지금은 경련은 사라지고 피고시 눈꺼풀이 무거운 느낌이 간혹 나타난다고 한다. 또한 무릎과 함께 허리통증이 매우 좋아졌다.

치료후기

연구직에서 일하는 이O영 님은 성격이 워낙 긍정적인 분이었다. 대기시간이 아무리 길어도 웃으면서 괜찮다고 해서 하나라도 더 직원들이 의료서비스를 해드리고 싶었던 분이다. 눈 떨림이 이렇게 일상생활에 지장을 많이 줄 것이라고 생각을 못했던 이O영 님은 척추측만이 심해서 척추교정을 원래 하려고 했는데 마침 본원을 찾아주어서 척추도 바로 잡고, 안검경련도 많이 좋아졌다. 특히 턱관절까지 교정이 되어 얼굴의 좌우 비대칭이 현저하게 개선되어 새로 발급받은 여권사진을 보여주며 눈의 경련 외에 덤으로 얻은 치료보너스가 더 큰 고민을 해결하게 됐다며 기쁨과 고마움을 표현했다.

18 정신과 치료까지 권유받았던 안구통증

백O한 님 (남, 21세)

발병시기 및 내원 사유

백O한 님이 처음으로 안구통증을 느끼기 시작한 것은 2004년 무렵부터였다. 당시는 고등학생 신분이라 공부를 많이 해야 했고 휴식시간에도 주로 컴퓨터로 노는 걸 즐겼다. 혹시 그렇게 눈을 많이 혹사한 것이 눈에 나쁜 결과를 가져온 것은 아닌가 하여 안과 진료를 받았지만 특별한 질환이 발견되지는 않는다는 대답만을 들을 수 있었다.

그러나 안통은 점점 더 심해져만 갔다. 고등학교를 졸업하여 학업에 대한 스트레스가 상대적으로 덜한 상태가 되었어도 통증이 줄어들기는커녕 오히려 더 커지는 것이었다. 그런데도 안과에서는 검사 결과 이상이 없다고만 했고, 혹여 신경계통에 이상이 있어서 통증이 유발되는 것인가 하여 찾아간 신경과에서도 마찬가지로 이상이 없다는 결과만을 들려줄 뿐이었다. 그러면서 검사상 이상이 없는데도 통증을 느끼는 것은 정신과적 문제에서 비롯됐을 가능성이 있으므로 정신과 치료를 받을 것을 권유하는 것이었다.

그 말에 백O한 님과 부모님의 가슴은 철렁 내려앉았다. 하지만 아직 이십대 초반인 그의나이를 생각했을 때 거기서 포기할 수는 없는 노릇이었다. 더구나 군 입대를 앞두고 있었기 때문에 가능하다면 그 전에 치료를 하고 싶었다. 그렇다면, 양방으로 치료를 못한다면 한방에서 길을 찾을 수 있을지도 모르는 일. 그래서 백O한 님은 2006년 12월에 절박한 심정을 안고 본원을 찾아오게 된 것이었다.

증상 및 진단

도수가 높은 안경을 착용 중이었는데 렌즈가 일정한 도수를 넘으면 눈이 욱씬거리면서 아팠다. 또한 책을 보면 안통이 더 심해지는 경향이 있었다. 고등학교 수험기간내내 스트레스와 긴장을 해소하기 위해 수면이 부족하고 체력이 약한 상태에서 자위행위를 과도하게 하였다고 한다. 벨트아래 하복부의 피부색깔이 거무스름하게 윤기를 잃고 변색되어 있었다. 소변에 힘이 없고 잔뇨감을 수시로 느낀다고 했다.

진단 결과 신장 기능이 저하되어 신기능맥이 잘 잡히지 않았고 그로 인해 눈으로 정혈(精血)의 영양물질 공급이 부족하고 스트레스와 긴장으로 안동맥 주위로 혈액순환상태가 불량하여 몹시 심한 안통이 발생한 것이었다.

치료

① 소양인 신음허 300방 탕제를 1일 2회씩 복용하도록 했다.
(탕제를 들 때 한약농축액과 오메가 3 혈액순환제를 권유했다.)
② 약침요법 : 팔강 약침으로 요부의 유효혈에 각각 0.5cc씩 주
입하고, 어혈약침으로 경결된 근육을 이완시켜 주었다. 그와
함께 굵은 침으로 경추1, 2번 주위의 경결 부위를 자극해 주
었다.
③ TDP와 미세전류기료기로 물리치료를 하였고, 반신욕이나 족
욕, SCM운동법을 실시하였으며 볼 마사지도 병행했다.

치료경과

① 2007년 1월 2일 (치료시작 1주) : 안구통증이 조금 감소된 듯
했다.
② 2007년 2월 7일 (치료시작 4주) : 지난번보다 상태가 더 호전
되어 안구통증은 많이 감소했으나 안구건조증이 나타나는 듯
했다. (3월 13일 군 입대를 하는 바람에 치료가 일시적으로 중
단됨) 오메가 3 혈액순환제를 복용권유하고 경추 운동법인
SCM운동법을 철저히 지도하고 매일 2~3회 이상 하도록 요
구했다.
③ 2007년 6월 20일 (군 휴가 시 내원): 신기능맥이 많이 회복되
어 몸 컨디션이 전반적으로 좋아져 있었다. 안구통증도 거의
없어졌고 입대 직전에 우려하던 안구건조증도 발생하지 않아
군 생활을 하는 동안 눈으로 인한 불편함을 느낄 수 없었다.
다만 책을 볼 때만은 안구에 통증과 욱신거림이 다소 느껴진
다고 했다. 그리고 아직 하복부의 피부색은 검게 변색되어 있

었다. 식사량을 균형 있게 조금 더 늘리기를 권유하고 요추골 반운동법을 지도해주었다. 2~3회 이상 시행토록 요구했다.

④ 2007년 11월 12일 (2차 군 휴가 시 내원) : 호전된 눈 상태가 유지되고 있었다. 책을 볼 때 느껴지던 안구 통증과 욱신거림도 많이 나아져서 이전보다는 훨씬 편하게 책을 읽을 수가 있었다. 또한 하복부의 검은 피부색도 많이 회복되고 서혜부쪽의 습진증상도 같이 없어졌다고 한다.

치료후기

백O한 님은 안구통증이 심했으나 모든 병원에서도 이상이 없다고 하고, 사람들도 그 통증을 이해하지 못해서 스스로 많이 힘들어했던 분이다. 처음에는 어머니 마저도 군입대에대한 심리적 불안감 때문으로 생각되었다고 한다. 그런데 계속 심한 통증을 호소하자 어머니가 그제서야 여러 군데를 알아보고 귀, 눈 전문 한의원이란 소문을 듣고 하성한의원에 내원하였다.

입대를 앞두고 있어서 약물치료와 침치료는 한달만에 끝났지만 충분한 신기능 회복과 눈주위 근육들의 긴장을 이완시켜 혈액순환을 조절하기 위한 경추운동법과 요추운동법 그리고 보조기능식품을 활용하여 관리해 주었다. 군에서의 규칙적인 식사와 훈련을 통한 적절한 운동효과와 바른자세는 특히 큰 도움이 된듯하다. 휴가 때마다 나와서 검진을 받아서 현재도 잘 관리가 되고 있다.

이O희 님 (남, 40세)

발병시기 및 내원 사유

이O희 님은 왼쪽 눈이 어릴 때부터 약시였다. 그리고 중학생이던 80년에 열병을 앓게 되었는데, 그 후 시력저하 현상이 나타났고 턱관절이 빠지면서 입을 다물 때마다 턱관절에서 소리가 났다. 그 뒤로도 양쪽 눈의 안압이 올라가 안과 진료를 받은 적도 있는 등 눈은 항상 위태로운 대상으로 남아 있었다.

그러다 40세로 접어든 2004년, 그 위태로웠던 눈에서 또다시 문제가 불거졌다. 시신경염이 발생한 것이다. 물론 일차적으로 안과에서 수개월의 치료를 받았지만 그다지 효과를 보지 못해 한방치료를 받아보기로 하고 2004년 7월에 본 의원을 찾았다.

증상 및 진단

내원 당시 이O희 님은 앞을 볼 때마다 사물들이 떨려보여서 무엇이든 또렷하게 보이지가 않았다. 오른쪽 눈보다는 어렸을 때부터 약시가 있던 왼쪽 눈의 상태가 더 심했는데, 마치 얇은 막으로 가로막은 것처럼 항상 뿌옇게 보이곤 했다. 오른쪽 눈도 가끔 그럴 때가 있었다. 신경 쓰면 얼굴이 붉고 술을 먹은 뒤엔 심한 갈증을 느끼고 두통과 함께 아침에 자고 나면 머리가 조이는 듯한 느낌과 상열감으로 업무에 집중하기가 힘들었다. 눈의 충혈이 잘 되고 눈꼽도 자주 끼는 편이었다. 그리고 특별한 활동을 하지 않아도 쉽게 피로해졌다.

내원 당시의 시력은, 교정시력으로 왼쪽이 0.3, 오른쪽이

0.8~1.0이었다.

진단 결과 시신경염이었으며, 간, 담 기능이 많이 항진되었고 또한 목 뒤가 뻣뻣하고 아픈 항강증과 함께 콜레스테롤약, 혈압약을 복용중이었다.

치료

① 간화실 600Mix方 탕제를 1일 3회씩, 혈액순환 개선제을 1일 3알씩 복용하도록 했다.

② 약침요법 : 팔강 약침으로 요부의 유효혈에 각각 0.5cc씩 주입하고, 어혈약침으로 경결된 근육을 이완시켰으며, 굵은 침으로 경추 1,2,3반 주위의 근육의 긴장과 경결 부위를 자극해 주었다.

③ 티디피와 저주파치료기로 물리치료, 반신욕이나 족욕, SCM 운동법을 실시했으며 볼 마사지도 함께 행하도록 했다.

④ 식이요법을 병행하도록 했는데, 식단에는 될 수 있으면 야채, 과일, 해조류, 버섯류 등의 피를 맑게 하는 식품들을 많이 권했다.

치료경과

① 2004년 7월 31일 (치료시작 후 1주) : 눈 상태는 치료 전과 비슷했으나 기상후 두통과 상열감은 상당히 편안해 졌다.

② 2004년 8월 7일 (치료시작 후 2주) : 피로감이 많이 경감했고, 특히 침 치료 후에는 떨림이 줄어들어 사물이 안정적으로 보이고 눈이 편했다.

③ 2004년 8월 12일 (치료시작 후 3주) : 눈의 충혈이 없어지고

시야가 깨끗하게 보이며 눈은 이전보다 편한 상태를 유지했
고, 항강증도 많이 완화되어서 전반적으로 몸 컨디션이 좋아
졌다.

④ 2004년 8월 20일(치료시작 후 4주) : 왼쪽 눈의 상태가 많이
좋아져서 시력을 측정했더니 왼쪽눈이 0.6으로 시력에도 변화
가 나타났다. 재발을 막기위해 경추의 배열상태와 턱관절을
잡는데 중점적으로 치료에 들어갔다.

치료후기

이O희 님은 생각보다 너무 빠르게 호전을 보였으나 턱관절을 잡
기 위해 몇 주 더 내원할것을 권했다. 간, 담 등 장부의 불균형을 기
능적으로 바로 조절하여 눈의 시신경염 증상과 함께 몸의 전반적인
증상이 함께 호전되었다. 그러나 눈이 다시 재발하지 않기 위해 경
추와 턱관절의 구조적인 원인의 해결도 매우 중요하다. 본인도 턱
관절에 대한 심각성을 알았기 때문에 치료에 적극 응해주어 치료를
잘 마무리 할 수 있었다.

⑳ 신경외과에서 수술을 권했던 안면경련

김O모 님 (남, 57세)

발병시기 및 내원 사유

2007년 4월, 어느 날부터 이유도 없이 안면이 떨리기 시작하자
김O모 님은 뇌졸중이라는 단어가 머릿속을 스치면서 덜컥 무서운
생각이 들었다. 그래서 부랴부랴 신경외과를 찾아 검사를 받았더니

혈관이 신경을 압박해서 그런 거라며 수술을 권유했다.

다행히 뇌졸중은 아니었지만 수술을 받아야 한다고 생각하니 마음이 복잡하기는 마찬가지였다. 무작정 수술을 하자니 불안했고 그렇다고 마냥 방치해두자니 더 심각한 결과나 나타나면 어쩌나 하는 걱정이 들었다. 그렇게 수술을 놓고 고민하기를 여섯 달. 결국 수술 대신 한방치료를 받아보기로 하고 2007년 10월 10일에 본 의원을 찾아온 것이었다.

증상 및 진단

거의 2~3분 각격으로 안면경련이 일어나면서 심하게 눈이 감기는 증상이 있었고 소화력이 약해 자주 위장약을 복용하며 쉬 피로감을 느끼며 기력이 떨어지고 야간에 소변을 2~3차례 이상 보기위해 자다가 깨야하고 평소 허리가 뻐근하고 오래 걷거나 무리하면 자궁이 간혹 아래로 내려오는 증상이 함께 있었다. 위장기능과 신장기능이 많이 저하돼 있었다.

치료

① 한약요법 : 보중익기탕으로 먼저 소화기 계통을 회복시킨 후 소음인 신음허 300Mix 탕제를 1일 2회 복용하도록 했다.

② 약침요법 : 팔강 약침으로 요부의 유효혈에 각각 0.5cc씩 주입하고, 어혈약침으로 경결된 근육을 이완시켜 주었다. 굵은 침으로 경추 부위와 흉쇄유돌근의 근육 부위 긴장과 이완을 위해 경결 부위도 함께 자극해 주었다.

③ TDP와 미세전류치료기로 물리치료 및 반신욕이나 족욕, SCM운동법을 실시했다.

치료경과

① 2007년 10월15일 (치료시작 후 1주) : 시도 때도 없이 일어나던 안면경련이 하루 10차례로 감소했다. 경련이 일어나도 눈이 감기는 게 잠깐뿐이었다.

② 2007년 10월19일 (치료시작 후 2주) : 지난번과 비슷했으나 눈이 감기는 증상은 하루 10여 차례 일어났다. 특히 무엇을 집중해서 보려고 할 때 심했다.

③ 2007년 10월22일 (치료시작 후 3주) : 경련 횟수가 더욱 감소했고 경련이 일어날 때도 코와 입, 눈 부위는 제외됐다. 하지만 경련의 정도와 눈이 감기는 증상은 일시적으로 조금 심해졌다.

④ 2007년10월24일 (치료시작 후 4주) : 경련이 아침저녁으로 4~5차례만 일어났다.

⑤ 2009년 10월30일 (치료시작 후 5주) : 횟수는 지난번과 비슷했다. 그러나 남들이 잘 눈치채지 못할 정도로 강도가 약해졌다. 특히 소화가 안 되거나 신경을 곤두설 때 조금 심했다.

⑥ 2007.11.02 (치료시작 후 7주) : 지난 2주간 스스로 눈이 떨리지 않을까 걱정할 때만 경련이 온 듯한 느낌이 있고 안면경련 증상은 한번도 나타나지 않았다.

치료후기

김O모 님은 건강염려증을 가지고 있는 분이다. 수술이 혹시나 잘못될까봐 하지 못하고 한방을 알아보고 온 사람이다. 치료과정에서도 예민하게 받아들였지만 점점 좋아지면서 한의원에 무한 신뢰감을 드러냈다.

환자를 대할 때면 병증만 보는 것이 아니라 그 사람에 처한 환경도 함께 보게 된다. 건강염려증 때문에 치료를 하는데 매우 예민한 반응들을 보였지만 어머니가 어렸을 때 병으로 돌아가시면서 소중한 사람을 병으로 잃은 것에 대한 충격으로 건강염려증이 생긴 게 아닌가 싶다.

내 작은 바람은 단순히 육체적인 병증만을 고치는 게 아니라 마음의 병까지도 치유됐으면 하는 마음이다. 김O모 님 같은 경우도 안면경련 뿐만 아니라 건강염려증에 대한 심리상태도 많이 좋아졌다. 시간만 더 허락된다면 환자들과 더 많은 얘기를 나누고 마음의 병까지 치유해 나가는데 조력자가 되고 싶다.

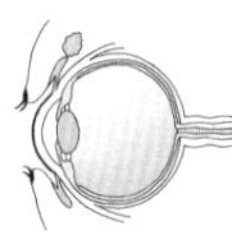

지 은 이 하미경
초판 1쇄 2010년 7월 25일
초판 2쇄 2012년 2월 10일

펴 낸 이 최두삼
펴 낸 곳 유나미디어
주   소 100-193 서울특별시 중구 을지로 3가
          315-4 을지빌딩 본관 702호
대표전화 (02)2276-0592
F A X (02)2276-0598
E-mail   younamedia@hanmail.net
출판등록 1999년 4월 6일 제2-27902

ISBN 978-89-90146-13-7 /03510

값 9,000원

〈잘못된 책은 바꾸어 드립니다.〉